水の
不安をなくす
30の知恵

科学ジャーナリスト
渡辺雄二

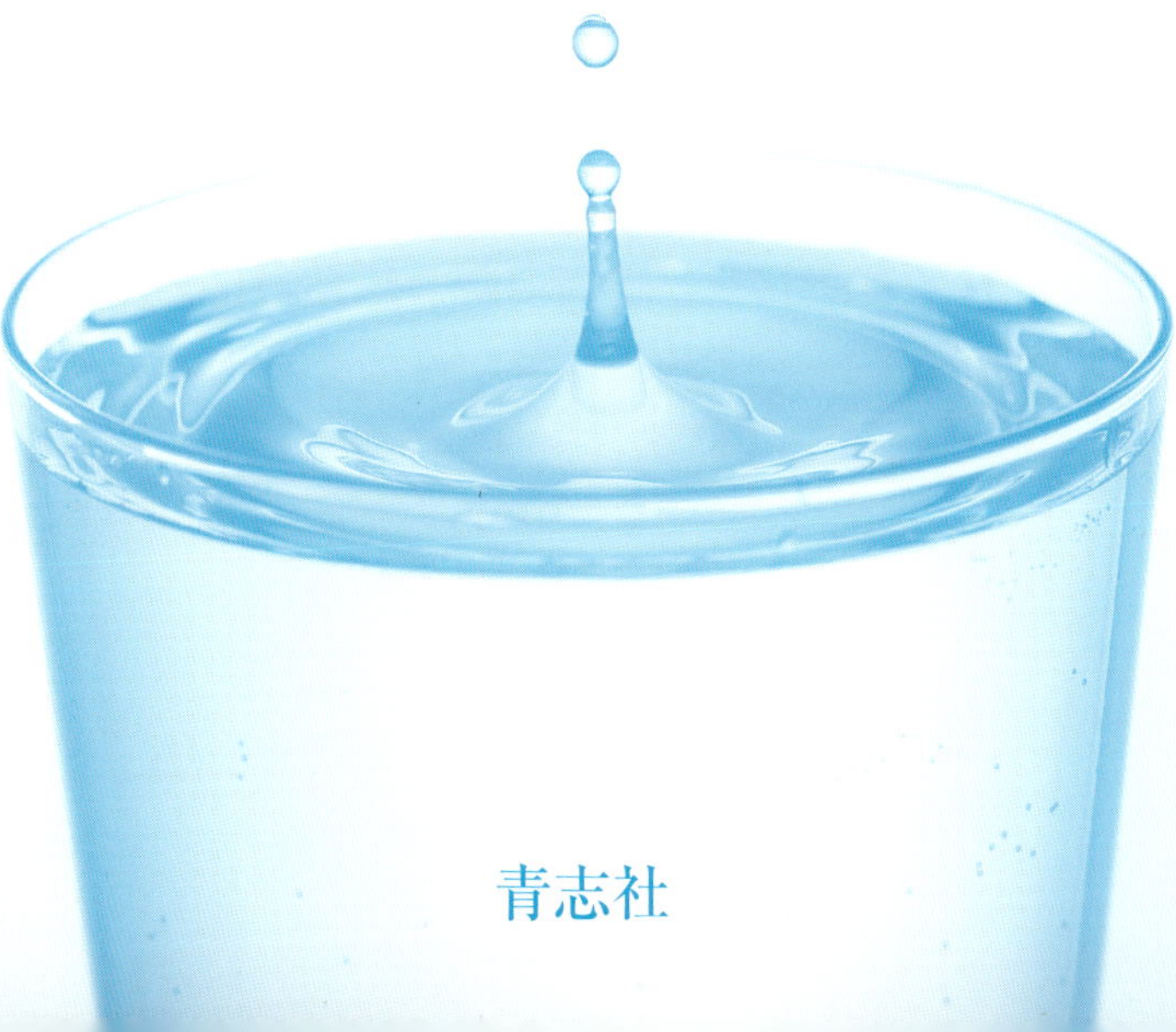

青志社

水の不安をなくす30の知恵

はじめに

水道水はまずくて危険!?

私たち人間の体は、60～70%が水です。体を作っている約60兆個の細胞は水分で満たされ、**全身の細胞に酸素と栄養を運んでいる血液も多くは水分です。**したがって、水分を補給しなかったら、私たちの生命はたちまち失われてしまいます。それほど水は大切なのです。ところが、その水が汚染され、安心して飲めない状況になっているのです。

まず問題なのは、水道水です。今や水道水は全国の家庭に普及していますが、そのまま飲めるかというと、必ずしもそうではありません。とくに東京都、大阪市、名古屋市、福岡市などの海沿いの大都市の水道水は、そのまま飲むことは困難になっています。**残留塩素が多く含まれるためカルキ臭がして、味もまずい**からです。

私たちが利用している水道水は、各地域にある浄水場で作られていますが細菌やカビなどが繁殖しないように消毒用塩素が投入されています。水源となっている川や湖沼の汚染が進んでいる地域ほど、消毒用塩素をたくさん投入しなければなりません。そうしないと、水道水中で細菌やカビなどが増殖してしまうからです。しかし、消毒用塩素は、残留塩素となって、水道水をまずくて安全性の不確かなものにしているのです。

水道水は発がん性物質を含んでいる！

さらに**消毒用塩素は、発がん性物質を生み出す**という問題も抱えています。水道水は、河川や湖沼などの水から作られていますが、それらには有機物が含まれています。魚や昆虫、微生物などが分解してできたものです。その**有機物と消毒用塩素が化学反応を起こすと、トリハロメタンという物質ができる**のですが、これには**発がん性**があるのです。したがって、水道水中には発がん性物質が含まれているのです。

水道水に含まれるトリハロメタンの量は微量ですが、発がん性物質入りの水を毎日飲み続けるというのは、もちろん好ましいことではありません。**口から入った水は全**

身に行き渡るので、発がん性物質も全身に行きわたることになります。その影響がどの程度あるのかはまだわかっていませんが、場合によっては、細胞ががん化するのに関係しているかもしれません。

現在、水道水にはこうした問題があることから、ミネラルウォーターを買って飲んでいる人が多い状況です。一昔前は、「日本では水と安全はタダ」と言われていましたが、今は水も安全もタダではなくなってしまったのです。

ミネラルウォーターは安心して飲めるか

コンビニやスーパーなどには、各種の**ペットボトル入りミネラルウォーター**が売られていますが、それらは**国産と外国産**に大別されます。国産は、主に地下水を汲《く》み上げて、殺菌または除菌をして、ボトリングされたものです。代表的なのは、「南アルプスの天然水」（サントリーフーズ）や「い・ろ・は・す」（コカ・コーラカスタマーマーケティング）です。おそらくこれらの製品を知らない人はほとんどいないでしょう。

一方、外国産のミネラルウォーターの代表格は、「エビアン」（伊藤園・伊藤忠ミネラルウォーターズ)、「ヴィッテル」(キリンビバレッジ)、「クリスタルガイザー」(大塚食品)と言っていいでしょう。このうち「エビアン」と「ヴィッテル」はフランス原産で、殺菌も除菌もされていません。すなわち、地下水をそのままボトリングしているのです。ただし、「クリスタルガイザー」は、湧水を殺菌・除菌して、ボトリングしたものです。

これらのミネラルウォーターを買って飲んでいる人はひじょうに多いですが、中には「本当に安全なの?」という不安を持っている人もいると思います。ボトルには、製造方法や安全性などの詳しい情報は表示されていません。そこで本書では、**ミネラルウォーターがどのように作られ、安全性がどうチェックされているか**を示しました。みなさんが普段飲んでいるミネラルウォーターがどんなものかがわかっていただけると思います。

また、水代わりに飲まれているスポーツドリンク、お茶飲料、紅茶飲料などについても、中身やメリット・デメリットを示しましたので、参考にしていただければと思います。

水と健康との深い関わり

水は健康と深い関わりがあります。体の60〜70%を占めている水ですから、それが汚染されていると、体も汚染されることになります。その結果、体のあちこちに障害が生じることが考えられます。まずがんとの関係が心配されます。

日本では3人に1人ががんで死亡し、がんを発病する人は2人に1人という状況になっています。もし水道水に発がん性物質が含まれていれば、それによって発がんのリスクが高まることは間違いないでしょう。実際に**トリハロメタンという発がん性物質が水道水中に含まれている**ことがわかっていますが、それが発がんのリスクを高めている可能性があります。したがって、**水道水を飲む場合は、これを確実に除去することが大切**です。

次に心筋梗塞、脳梗塞、脳出血、くも膜下出血などの**致命的な病気とも水は深い関係**があります。**心筋梗塞と脳梗塞**は、どちらも血管が詰まることによって起こるものです。つまり、**血液の流れが悪くなって起こるの**です。血液は大半が水ですから、十分に水分が供給されないと濃い状態になってしまい、流れが悪くなってしまいます。その結果、血栓ができやすくなって、心筋梗塞や脳梗塞が起こりやすくなってしまうのです。一方、**脳出血やくも膜下出血**は、血管が破れてしまって発生する病気です。この場合も、血液の流れが悪くなって詰まりぎみになると、**血管壁に圧力がかかって破れやすくなる**ので、水分を十分に供給して、流れを良くする必要があります。

また、**血液の流れを良くすることは、認知症を予防することに**もなります。認知症の一つに、脳血管性認知症がありますが、これは脳の血液の流れが悪くなって、脳細胞の働きが悪くなることによって起こります。したがって、脳の血流を良くしてやれば、防ぐことができるのです。

本書では、私の経験も含めて、**水道水から残留塩素やトリハロメタンを取り除く方法を具体的に**示しました。また、市販の**ミネラルウォーターの安全性、さらにお茶飲料、スポーツドリンク、紅茶飲料などの問題点も指摘**しました。日々の生活の中で、本書を参考にしていただき、安心できる水を十分に摂って、健康を維持していただきたいと思います。

水の不安をなくす30の知恵＊目次

第1章

市販のミネラルウォーターは安心して飲めるのか

第2章
スポーツドリンクやお茶飲料などを水代わりに飲んでいいのか

第4章 水道水を安全な水にする方法

第5章

水とがんとの関係

水道水が発がんを助長!? 164

25
たらこや明太子などの塩蔵魚卵を多く食べる人ほど胃がんの発生率が高まるという調査結果がある。では、水道水との関係は!?
塩蔵魚卵が胃がんを起こす!? 165
胃がん発生率が2・44倍に 166
ニトロソアミン類が胃に作用 168
トリハロメタンの除去が大切 169

26
もしがんと診断されても、慌ててはいけない。本当のがん＝悪性腫瘍か、あるいはそれほど心配のない単なる腫瘍かを見極める必要がある
本当のがんか疑え 171
悪性でない腫瘍は怖くない 173
悪性か悪性でないかの判断は難しい 174

第6章 水と血管障害やその他の病気との関係

装幀・本文デザイン　塚田男女雄（ツカダデザイン）

第1章

市販のミネラルウォーターは安心して飲めるのか

01

「南アルプスの天然水」や「い・ろ・は・す」など国産のミネラルウォーターは、ろ過と加熱殺菌が行われ、有害なカドミウムや水銀など39項目がチェックされている

ミネラルウォーターは清涼飲料水!?

現在、コンビニやスーパーなどには、様々なペットボトル入りのミネラルウォーターが売られていますが、これらは**国産と外国産**に大別されます。そして、国産の代表格が「南アルプスの天然水」（サントリーフーズ）と「い・ろ・は・す」（コカ・コーラカスタマーマーケティング）と言っていいでしょう。

日本ではミネラルウォーターは清涼飲料水に分類されていて、食品衛生法に基づく「清涼飲料水の成分規格」（2014年12月22日告示）を守らなければなりません。同規格では、ミネラルウォーターとは、「水のみを原料とする清涼飲料水」と定義されています。そして、それは二つに分類されています。一つは、原料の水について殺菌または除菌を行わないものと、逆に殺菌または除菌を行うものです。**国産のミネラルウォーターは通常後者で、殺菌または除菌が行われています。**

有害物質など39項目をチェック

殺菌または除菌が行われたミネラルウォーターの場合、全部で39項目についてチェックし、規格を満たさなければなりません。たとえばカドミウム（0.003mg／L以下）、水銀（0.0005mg／L以下）、鉛（0.05mg／L以下）など、有害な重金属に対して規格が定められています。

また、クロロホルム（0.06mg／L以下）、総トリハロメタン（0.1mg／L以下）など塩素消毒によって発生する有害物質、テトラクロロエチレン（0.01mg／L）、トリクロロエチレン（0・004mg／L以下）など地下水汚染を起こしている有害化学物質などについても規格が定められています（**図1参照**）。

つまり水質汚染を引き起こす主な有害物質について、規格が設けられており、これらの規格を満たしていれば、ミネラルウォーターとして飲用に適していると判断されているのです。

地下水をろ過・加熱殺菌

ところで、［南アルプスの天然水］も［い・ろ・は・す］も、原材料は「鉱水」です。「鉱水」とは、地下水をポンプなどで採水したもので、鉱物質（ミネラル等）を含んでいます。［南アルプスの天然水］の場合、鉱水の採水地は、山梨県北杜市白州町です。ここは同県の北西部、甲斐駒ケ岳の麓《ふもと》に位置します。［い・ろ・は・す］の採水地は、山梨県北杜市白州町、北海道札幌市清田区、宮崎県えびの市など、全国に6か所あるといいます。なお、山梨県の採水地は［南アルプスの天然水］と同じ町にあります。

〈図1〉ミネラルウォーター類（殺菌・除菌有）の成分規格

亜鉛	5mg/L以下であること
カドミウム	0.003mg/L以下であること
水銀	0.0005mg/L以下であること
セレン	0.01mg/L以下であること
銅	1mg/L以下であること
鉛	0.05mg/L以下であること
バリウム	1mg/L以下であること
ヒ素	0.05mg/L以下であること
マンガン	2mg/L以下であること
六価クロム	0.05mg/L以下であること
亜塩素酸	0.6mg/L以下であること
塩素酸	0.6mg/L以下であること
クロロホルム	0.06mg/L以下であること
残留塩素	3mg/L以下であること
シアン(シアンイオン及び塩化シアン)	0.01mg/L以下であること
四塩化炭素	0.002mg/L以下であること
1,4-ジオキサン	0.04mg/L以下であること
ジクロロアセトニトリル	0.01mg/L以下であること
1,2-ジクロロエタン	0.004mg/L以下であること
ジクロロメタン	0.02mg/L以下であること
シス-1,2-ジクロロエチレン及び トランス-1,2-ジクロロエチレン	シス体とトランス体の和として0.04mg/L以下であること
ジブロモクロロメタン	0.1mg/L以下であること
臭素酸	0.01mg/L以下であること
硝酸性窒素及び亜硝酸性窒素	10mg/L以下であること
総トリハロメタン	0.1mg/L以下であること
テトラクロロエチレン	0.01mg/L以下であること
トリクロロエチレン	0.004mg/L以下であること
トルエン	0.4mg/L以下であること
フッ素	2mg/L以下であること
ブロモジクロロメタン	0.03mg/L以下であること
ブロモホルム	0.09mg/L以下であること
ベンゼン	0.01mg/L以下であること
ホウ素	ホウ酸として30mg/L以下であること
ホルムアルデヒド	0.08mg/L以下であること
有機物等(全有機炭素)	3mg/L以下であること
味	異常でないこと
臭気	異常でないこと
色度	5度以下であること
濁度	2度以下であること

採水した鉱水はフィルターなどでろ過して加熱殺菌されてから、ボトルに充填されています。したがって、仮に大腸菌などの細菌が含まれていたとしても、加熱によって死んでしまいますので、その点は安心できるでしょう。

気になるのは、**有害物質が含まれていないか**という点ですが、前述のように**カドミウムや水銀など39項目について、検査が義務付けられており、それぞれの規格を満たしていなければなりません**。つまり、市販されている製品は、39項目の規格を満たしているということです。

これらの製品以外にも国産のミネラルウォーターが各種販売されています。一部に非加熱の製品がありますが、ほとんどは加熱殺菌されたものと言っていいでしょう。

含有ミネラルは意外に少ない

ミネラルウォーターには、その名の通りカルシウムなどのミネラルが含まれていますが、いずれも微量なので、それを飲んでも1日の必要量を補うことはできないので注意してください。

カルシウムの１日所要量（健康の維持・増進のために標準となる摂取量）は６００mgですが、［南アルプスの天然水］１本（５５０ml）に含まれるカルシウム量は３・３〜８・２５mg、［い・ろ・は・す］１本（５５５ml）では５・２７mgにすぎません。またマグネシウムの１日所要量は約３００mgですが、同じく含有量は０・５５〜１・６５mg、１・６７mgにすぎません。

したがって、**必要なカルシウムやマグネシウムを摂取するためには、それらを含む食品を食べなければならない**のです。

02

外国産ミネラルウォーターの「エビアン」や「ボルヴィック」は、水源の周囲の環境を保全することで、採水した水をろ過も殺菌もせずにボトリングしている

「エビアン」は無殺（除）菌

コンビニやスーパーなどには、「南アルプス天然水」や「い・ろ・は・す」などと並んで、「エビアン」（伊藤園・伊藤忠ミネラルウォーターズ）や「ボルヴィック」（キリンビバレッジ）などの外国産ミネラルウォーターがズラッと並んでいますが、外国産と国産とでは、大きな違いがあります。それは、**外国産の製品は、殺菌も除菌**

もされてないものが多いということです。

「エビアン」は、アルプス山脈の北側、フランス内にあるエビアン・レ・バンのカシャ水源の**地下水を、そのまま加熱もろ過もせずにボトリング**しています。そのラベルには、「ＥＵの厳重な基準により容器詰めされていますので殺（除）菌していません」と表示されています。なお、**原材料の鉱泉水は、水温25度C未満**でミネラルを含み自噴している地下水です。

ＥＵ（欧州連合）では、ナチュラルミネラルウォーターは、「殺菌しないこと」が条件になっています。**加熱殺菌を行うと、水に溶けている酸素や炭酸ガスが失われ、自然な状態ではなくなる**からです。ＥＵには、ナチュラルミネラルウォーターの基準があり、それは次のようなものです。

①水源があらゆる汚染から完全に隔離、保護された地下水である。②ミネラル成分や採水時の温度が一定である。③採水地で直接ボトリングされている。④殺菌処理など一切の加工をせずに自然のままである。⑤健康によいと認められている。

これらの厳しい基準を守るために、「エビアン」の採水地の周辺は、工場、ゴルフ場、農場、牧場などの建設を禁止して水源が汚染されないようにしているといいます。

外国産ミネラルウォーターのために作られた規格

日本では、ミネラルウォーターは、原料の水を殺菌または除菌したものと、殺菌も除菌もしてないものに分類されていますが、「エビアン」は後者に当たります。実は殺菌も除菌もしていないミネラルウォーターの成分規格は、「エビアン」などの外国産ミネラルウォーターのために作られた規格なのです。

以前から日本では、通常ミネラルウォーターは、殺菌された水がボトリングされていました。

ところが、フランスでは殺菌も除菌もされてないミネラルウォーターが広く流通しており、製造メーカーは、それを日本にも輸出したい意向を示してきました。

そこで、日本の厚生労働省は、殺菌も除菌も行わないミネラルウォーターについて規格を作りました。そのため、「エビアン」などを日本に輸入できるようになったのです。

ＥＵと日本の規格を満たす

殺菌も除菌も行わないミネラルウォーターについては、14項目の規格が定められていて、それを満たしたものでなければなりません。**規格はカドミウムや水銀、鉛など有害物質に関して**がほとんどで、その値は、殺菌または除菌したミネラルウォーターと同じです（**図２参照**）。

さらに、容器内の二酸化炭素圧力が20度Ｃで98キロパスカル未満のものについては、**腸球菌および緑膿菌が陰性でなければならない**という規定があります。加熱殺菌や、ろ過による除菌を行っていな

〈図２〉ミネラルウォーター類（殺菌・除菌無）の成分規格

亜鉛	5mg/L以下であること
カドミウム	0.003mg/L以下であること
水銀	0.0005mg/L以下であること
セレン	0.01mg/L以下であること
銅	1mg/L以下であること
鉛	0.05mg/L以下であること
バリウム	1mg/L以下であること
ヒ素	0.05mg/L以下であること
マンガン	2mg/L以下であること
六価クロム	0.05mg/L以下であること
シアン（シアンイオン及び塩化シアン）	0.01mg/L以下であること
硝酸性窒素及び亜硝酸性窒素	10mg/L以下であること
フッ素	2mg/L以下であること
ホウ素	30mg/L以下であること

いため、細菌が繁殖する恐れがあるので、こうした規定があるのです。

なお、殺菌または除菌したものに比べて、チェックの項目数が少ないのは、**塩素による殺菌が行われることがないため、残留塩素、塩素と有機物が反応してできるトリハロメタンなどのチェック項目がないこと**、また、ヨーロッパ産のミネラルウォーターを主に対象としているため、**原料の水が化学物質に汚染されていることが少ないと判断されているから**と考えられます。

日本で販売されている「エビアン」は、EUのナチュラルミネラルウォーターの基準と日本の成分規格の両方をクリアしたものということです。

【ボルヴィック】も無殺（除）菌

「エビアン」と並んで日本で普及しているのが、**「ボルヴィック」**です。「ボルヴィック」は、「エビアン」と違ってミネラルが少ない**軟水**であり、日本の水に似ています。「エビアン」と同様に**加熱もろ過もされておらず**、ラベルには、「EUの基準を満たした無殺（除）菌で飲めるおいしい水です」と表示されています。

採水地は、**フランス中部・山岳地帯の北部**に位置するボルヴィック市です。採水された地下水は、パイプを通って工場へ運ばれ、**殺菌されずにそのままボトリング**されています。なお、原材料は「エビアン」と同じく鉱泉水です。

水源地は、およそ4000ヘクタールで東京ドーム約850個分にもおよび、その付近の産業は管理されていて、水源が汚染されないようになっているといいます。また、フランス厚生省管轄の公的機関による定期検査、ならびに数百項目による自主検査が行われているといいます。日本では、1986年9月から発売されました。

しかし、「ボルヴィック」の場合、過去に何度かトラブルを起こしています。2010年5月に、カビが混入したとの理由で、1リットル入りの製品約43万2千本が自主回収されました。製造工場で、配管の修理の際にミスがあって、誤ってカビが混入してしまったとのことです。また、2008年には、輸送コンテナのにおいが容器に移ったとして、500ml入りの製品約57万本を自主回収しています。

「クリスタルガイザー」は殺菌されている

もう一つポピュラーな製品に「**クリスタルガイザー**」（大塚食品）があります。水源は、**アメリカ・カリフォルニア州の北部にあるシャスタ山の麓**。原材料は「湧水」とあります。これは、地面から噴出している地下水のことです。採水地は、シャスタ山の標高1130メートルの場所にあるといいます。

大塚食品によると、その水をボトリング・プラントで「徹底した除菌、殺菌、品質管理」をしているのだといいます。つまり、**殺菌や除菌を行ってからボトリング**しているということです。

したがって、「清涼飲料水の成分規格」にある殺菌または除菌を行っているミネラルウォーターに当たることになり、その規格を満たしていなければならないことになります。その点が、「エビアン」や「ボルヴィック」との大きな違いと言えます。

自分に合った水を見つけよう

ところで、**外国産ミネラルウォーターは、日本人の体に合っているのでしょうか？**

これはあくまで私の個人的な経験なのですが、実はこれまで何度が「エビアン」を飲んだことがあるのですが、お腹が少し痛くなったことがあります。私の知人でも、そういう人が何人かいます。私の場合、「ボルヴィック」や「南アルプスの天然水」ではそういう経験はありません。

「エビアン」は、カルシウムやマグネシウムを多く含む硬水で、100mlあたり順に8・0mg、2・6mg含んでいます。これに対して**「ボルヴィック」は、同じく順に1・5mg、0・80mg、「南アルプスの天然水」は、同じく0・6～1・5mg、0・1～0・3mg**です。

ミネラルウォーターは、その名前の通りカルシウムやマグネシウムなどのミネラルを含むことが特徴であり、それを多く含むものが健康にはよいというイメージがあります。「エビアン」もミネラルを多く含んでいるがゆえに名水と言われている面があります。しかし、**日本の水はミネラルの少ない軟水が多いため、それらを飲みなれている場合、**人によってはお腹が少し痛くなるということがあるのかもしれません。重要なのは、自分に合った水を見つけるということだと思います。

03

「南アルプスの天然水&朝摘みオレンジ」や「い・ろ・は・す愛媛県産温州みかん」などの果汁入り天然水は、水代わりに飲まないほうがよい

1本あたり99kcal

市販のミネラルウォーターには、フレーバー入りの製品があります。代表格は「南アルプスの天然水&朝摘みオレンジ」や「い・ろ・は・す愛媛県産温州みかん」と言っていいでしょう。

「南アルプスの天然水&朝摘みオレンジ」は、「有機果実100%使用」をウリにし

ています。原材料は、「ナチュラルミネラルウォーター、糖類（果糖、砂糖、果糖ぶどう糖液糖）、有機オレンジ果汁、食塩、ミントエキス、クエン酸、香料、クエン酸Na、酸化防止剤（ビタミンC）」です。つまり、ミネラルウォーターに有機オレンジ果汁を加え、果糖や砂糖などの糖類、食塩やミントエキス、さらに添加物のクエン酸、香料、クエン酸Na、ビタミンCを加えたものです。ただし、**有機オレンジ果汁は全体の1％にすぎません**。

その**安全性**ですが、添加物のクエン酸、クエン酸Na、ビタミンCは問題ありません。ただし、**香料**については、オレンジの香りのするものが使われていますが、**具体名が表示されていない**ので、不安なものを感じます。

それから、**糖類が入っているため**、1本（550ml）あたり99kcalあり、毎日水代わりに飲むと、それだけ余分なカロリーを摂ることになります。現在、日本人全体がカロリーを摂りすぎる傾向にあり、肥満や糖尿病などの原因になっており、問題になっています。ですから、**水代わりに飲むのは好ましくない**でしょう。

水代わりに飲むのはやめたほうがよい

［い・ろ・は・す愛媛県産温州みかん］の場合、原材料は「ナチュラルミネラルウォーター、糖類（果糖、砂糖）、塩化Na、ウンシュウミカンエキス、酸味料、香料、塩化K、乳酸Ca、酸化防止剤（ビタミンC）」となっています。

1本（555ml）あたり糖類が約24g含まれており、そのためエネルギーは94kcalとなります。したがって、［南アルプスの天然水&朝摘みオレンジ］と同様に水代わりに飲むのはやめたほうがよいでしょう。

ほかにも、天然水と銘打ちながら、糖類が入った製品がありますが、やはり水代わりに飲むのはやめたほうがよいでしょう。

04

ミネラルウォーターの容器として使われているペットボトルは、健康への影響はまずなさそう

ペットボトルは安全か？

ミネラルウォーターのボトルにはいずれも「ＰＥＴ」という表示があります。ＰＥＴとは、ポリエチレンテレフタレートという合成樹脂の略で、これでできたボトルはペットボトルと呼ばれています。

ポリエチレンテレフタレートは透明で、**軟化点が２６０度と耐熱性に優れています。**

またガラスに比べて軽く、**熱にも衝撃性にも強い**という特徴があるため、ミネラルウォーターのほか様々な飲み物の容器として使われています。また、しょうゆ、ソース、めんつゆ、ドレッシング、みりん、浅漬けの素などの容器にも使われています。

ところで、ペットボトルは一般に安全性が高いといわれていますが、中には「本当に安全なの？」という疑問を持っている人も少なくないと思います。**ミネラルウォーターやお茶飲料、紅茶飲料などは、加熱された液体がボトルに充填され**ます。したがって、**ペットボトルの樹脂が溶け出して、中身に混じらないのか不安**な面があるといえるでしょう。

ペット自体の安全性は高い

ポリエチレンテレフタレートは、テレフタル酸またはテレフタル酸ジメチルとエチレングリコールを結合させて、高分子化させた合成樹脂です。これまでの実験では、ポリエチレンテレフタレートを10％含むえさをラットとイヌに3か月間食べさせたところ、栄養状態、血液、尿に異常は見られず、病理学検査でも異常は認められませんでした。そのため、一般にペットボトルは安全性の高いプラスチックとして認識されています。なお、この実験データは、厚生省環境衛生局食品化学課編著『食品用プラスチック衛生学』（講談社刊）に載っています。

ポリエチレンテレフタレートは、分子量が大きいので、動物に投与しても腸から吸収されにくいため、毒性が現れることはないと考えられます。しかし、原料として使われているテレフタル酸またはテレフタル酸ジメチル、あるいはエチレングリコールが溶け出さないのか、という問題があります。なぜなら、高分子の合成樹脂の場合、原料が高分子化せずに、そのまま微量ながら残ってしまうことがあります。それが条件によっては、溶け出してくることがあるのです。

ペットボトルから溶け出す化学物質

ポリエチレンテレフタレートのフィルムについて、95度Cのお湯で4時間の溶出試験を行ったところ、テレフタル酸が０・０１４ppm（ppmは１００万分の１を表す濃度の単位。１ppm＝０・０００１％）、エチレングリコールが０・０１６ppm検出されました。テレフタル酸ジメチルは、ND（検出限界以下）でした。また、ポリエチレンテレフタレートのシートについて、同様に95度Cのお湯で4時間の溶出試験を行ったところ、テレフタル酸が0・037ppm、エチレングリコールが0・072ppmが検出されました。テレフタル酸ジメチルはNDでした。なお、これらのデータも前出の本に載っています。

この実験結果をどうとらえればよいのでしょうか？　テレフタル酸の場合、1%を含むえさをラットに2年間食べさせた実験では、異常は認められていません。同様に2%を含むえさを食べさせた実験では、オスの成長が悪くなり、5%を含むえさでは、オスとメスの成長が悪くなり、死亡率も高くなりました。しかし、腫瘍形成の徴候はありませんでした。

一方、エチレングリコールの場合、最低3年から最高9年に渡ってイヌに対して1日に体重1kgあたり0・235～0・4gを投与した実験では、肉眼的にも顕微鏡的にも腎臓の病変は認められませんでした。また、ラットに対してエチレングリコールを0・1～4%含むえさを食べさせた実験では、0・5%以上含むえさを食べさせたオスに腎臓の石灰化が、そして4%を含むえさを食べさせたメスに結石が認められました。しかし、1%および2%を含むえさを2年間ラットに食べさせた実験では、腫瘍の発生は認められませんでした。なお、これらの実験データも前出の本に載っています。

健康への影響はほとんどないと考えられる

ここで、いずれの実験でも腫瘍の発生が認められなかったことが一つのポイントとなります。もし腫瘍が発生していた場合、それは発がん性物質として扱われ、放射線と同様にしきい値(これ以下なら安全という値)は存在しないことになります。つまり、どんなに微量でも危険性があるということです。

一方、腫瘍が発生しなかった場合、しきい値を設定することができます。テレフタル酸の場合、1%を含むえさでは異常は認められませんでした。人間と実験動物との種差および人と人との個人差を考慮して安全係数は100となるので、1%×1/100という計算になり、0・01%となります。つまり、これ以下なら影響はないと考えられるということです。

エチレングリコールの場合、イヌの実験では、1日に体重1kgあたり0・235gの投与量では腎臓に病変は認められなかったので、0・235×1／100で、0・00235g以下なら影響はないと考えられます。これは、たとえば体重10kgの子供なら0・0235gとなります。またラットの実験では、0・4%以下の場合異常は認められていないと判断されるので、0・4%×1／100で、0・004%以下なら影響はないと考えられます。

前出のポリエチレンテレフタレートの溶出実験では、シートのほうが溶出量が多かったので、そちらを採用し、テレフタル酸の溶出量は0・037ppm、エチレングリコールは0・072ppmです。それらはパーセントに直すと、0・0000037%、0・0000072%となります。これらの値は、前の影響がないと考えられる値よりもかなり少ないことになります。また、1本（500ml）の飲み物に溶け出しているエチレングリコールの量は、約0・000036gです。これは、イヌの実験での影響がないと考えられる値よりもかなり少ないことになります。以上のことから、飲み物のペットボトルの人体への影響はほとんどないといえるでしょう。

05

人気が高まっている「炭酸水」は、水代わりに飲んでも大丈夫!?

水に二酸化炭素が溶けている

最近、炭酸水の人気が高まっていて、コンビニやスーパーなどには、様々な炭酸水の製品が並んでいます。それらの原材料を見ると、「水、二酸化炭素」となっています。つまり、水に二酸化炭素を溶かしたものが炭酸水なのです。ちなみに、二酸化炭素は食品添加物の一種です。

水（H_2O）に二酸化炭素（CO_2）が溶けると、炭酸（H_2CO_3）になります。炭酸水は、水と二酸化炭素に圧力をかけて製造されます。炭酸水のボトルの栓を開けると、圧力が低下して炭酸は水と炭酸ガスに分離して、二酸化炭素は気泡となって、水の中から放出されていくのです。

炭酸水を製造する場合、原料となる水は、水道水を使うか、あるいはミネラルウォーターの成分規格を満たした水でなければなりません。すなわち、殺菌または除菌が行われたミネラルウォーターの場合、カドミウムや水銀、鉛など全部で39項目についてチェックし、基準を満たさなければなりません。殺菌も除菌も行わないミネラルウォーターについては、カドミウムや水銀など14項目の基準が定められていて、それを満たしたものでなければなりません。

歯や骨を溶かす心配はない

ところで、「清涼感がある」「胃がすっきりする」ということで人気が高まっている炭酸水ですが、一方で、「歯を溶かすのではないか」といった心配の声も上がっています。実際はどうなのしょうか？

これまでの実験で、炭酸飲料など酸性度の強い清涼飲料水に、歯を24時間以上浸しておくと、カルシウムが溶け出すことがわかっています。水に炭酸が溶けた状態の炭酸水は、弱い酸性を示します。したがって、炭酸水に歯を入れておけば、長時間の間にカルシウムが溶け出すと考えられます。

しかし、これはあくまで研究室内で行われた実験の結果であって、人間が炭酸水を飲んだ時とは、まったく違うものなのです。なぜなら、**人間が飲んだ場合、炭酸水は食道に流れ込むので、口内に長時間留まることはありません。**また、**唾液には炭酸脱水酵素が含まれているため、炭酸はそれによって水と二酸化炭素に分解されてしまう**のです。したがって、実験のような現象は起こらないのです。そのため、サイダーなどの炭酸飲料が昔から飲まれているのです。

水代わりに飲むのはやめたほうがよい

一方で炭酸水は、「ダイエットに効果がある」「腸の働きをよくする」などのメリットが、ウエブサイトなどで強調されています。それを信じて毎日炭酸水を飲んでいる人もいるかもしれませんが、**ダイエット効果があるとされるのは、炭酸水を飲むと膨満感を感じ、あまり食事が食べられなくなるから**です。しかし、これを続けていると栄養が十分に摂れなくなる心配があります。

また、腸が炭酸の刺激によって、蠕動《ぜんどう》運動が高まって腸の動きがよくなるということですが、**炭酸水を飲みすぎて、腸に刺激をあたえすぎるのは、かえってよくない**と考えられます。したがって、大量に飲み続けるのは、好ましいことではないでしょう。

炭酸水を飲むと、清涼感が得られて、胃がすっきりするというのは確かなことのようです。したがって、時々炭酸水を飲むのは、メリットがあると考えられます。しかし、水代わりに飲むのはやめたほうがよいと思います。

フレーバー入り炭酸水は問題が多い

最近では、通常の炭酸水に加えて、フレーバー入りの炭酸水が各種発売されています。代表格は、「い・ろ・は・す炭酸水　瀬戸内産れもん」、「南アルプスの天然水

炭酸水　Ｌｅｍｏｎ」、［ウィルキンソン　タンサン　レモン」（アサヒ飲料）などです。しかし、これらには問題があります。

［い・ろ・は・す炭酸水　瀬戸内産れもん」の原材料は、「ナチュラルミネラルウォーター、糖類（果糖、砂糖）、レモンエキス、酸味料、香料、酸化防止剤（ビタミンＣ）」です。つまり、砂糖や果糖などの糖類が入っているのです。甘くすることによって飲みやすくし、リピーターを増やそうという戦略でしょうが、**1本（515ml）に炭水化物（糖類）が24・72g**含まれ、エネルギーは97・85kcalあります。

現在日本では、炭水化物や脂肪などの過剰摂取によって、肥満の人が増えている傾向があります。さらに、糖類が入った炭酸水を水代わりに飲めば、**カロリーの摂りすぎが増長され、肥満を加速する**ことになります。

香料や酸味料が不明

また、この製品には**食品添加物の酸味料と香料**が使われています。**香料は、合成が**

約１５０品目、天然が約６００品目もあって、それらを数品目、あるいは数十品目組み合わせて独特のにおいが作られています。合成香料の中には毒性の強いものがあります。サリチル酸メチルは、２％含むえさをラットに食べさせた実験で、４９０・２〜０・６ｇを週5日2年間投与した実験で、前胃の腫瘍発生率を増加させました。フェノール類、イソチオシアン酸アリル、エーテル類なども毒性があります。

一方、天然香料のほとんどは植物から抽出されたもので、原料に使われる植物の多くは、食用として利用されているものです。ただし、コカ（ＣＯＣＡ）やヤドリギ、スイセンなど食用でないものもあります。コカは、麻薬のコカインの原料となるものです。このほか、オケラなど正体不明のものもあります。

香料の製法は企業秘密になっています。そのため、香料を使っている大手食品メーカーすら、正体を知らないケースが珍しくありません。この製品に使われているのは、レモンの風味を出すものですが、実際に何が使われているのは不明です

また、**酸味料は、合成のものが乳酸やクエン酸、アジピン酸など25品目程度あります。**いずれも毒性の強いものは見当たりませんが、**具体名が表示されていない**ので、

不安要因になっています。

添加物が胃や腸を汚染

私たちが食べている食品には、食品添加物や残留農薬、抗生物質など安全性に問題のある化学物質が数多く含まれており、それらが胃や腸などを汚染しています。それを私たちは**水を飲むことで洗い流している面**があります。

しかし、水代わりに「い・ろ・は・す炭酸水　瀬戸内産れもん」を飲んだ場合、**新たに香料や酸味料を胃や腸の中に入れてしまう**ことになります。これでは、**汚染がさらに進む**ことになります。したがって、香料などの添加物が入った飲料を水代わりに飲むのは好ましいことではありません。

このほか、「南アルプスの天然水　炭酸水　Lemon」の原材料は、「水（鉱水）、有機レモン果汁、炭酸、香料、酸化防止剤（ビタミンC）」、「ウィルキンソン　タンサン　レモン」は、「水、二酸化炭素、香料」で、いずれも香料が添加されているので、「い・ろ・は・す炭酸水　瀬戸内産れもん」と同じことがいえます。

06

水に水素を溶かした「水素水」は、活性酸素を除去するといわれているが、体内で十分に除去できるのかは疑問

水素はありふれた原子

ドラッグストアやネット通販などでは、水素水なるものが売られていて、新たな水として注目を集めています。

水素水とは、**水に水素ガスが溶けたもので、無味、無臭、無色**です。家の近くのドッグストアで購入した「ナノバブル水素水」（オムコ東日本）には、「水素ナノバブ

ルが3000個／ml以上存在し、長期間消滅しないようにしています」「水と一緒に吸収された水素は、活性酸素の除去に役立ちます」と表示されています。

バブルとは泡のことですから、水素の気泡ということでしょう。ナノとは、10億分の1を表す単位です。つまり、ごく微小の水素の泡が、1ml中に3000個存在しているということです。

水（H_2O）は、水素原子（H）2個と酸素原子（O）1個でできています。その意味では水素原子は、自然界や人間の体の中に存在するありふれた原子です。**水素水に含まれているのは水素原子が2個結合した水素分子（H_2）**で、これは**水素ガス**ともいわれます。

以前は水素ガスは生理的活性のない、すなわち体にとっては役に立たないものと考えられてきましたが、今世紀に入って、老化や動脈硬化などの一因とされる活性酸素と結びついて、それを除去する作用があるということで、注目されるようになりました。

お腹がゆるくなることも

水素ガスは、無味・無臭の気体で、人間にとっては無害です。したがって、水に水素ガスが溶けている水素水は、**安全性については問題がない**と考えられます。ただし、人によっては、お腹がゆるくなることがあるとの指摘があるので、その点は注意したほうがよさそうです。ちなみに、水素ガスは、天然添加物（既存添加物）としての使用が厚生労働省によって認められています。

ところで、**水素水の効果**なのですが、実際にどの程度あるのでしょうか？　水素水が注目され始めたのは、活性酸素と結びついて、それを除去する働きがあるとされるからでしょう。

活性酸素は、体内で酸素が変化してできるもので、一般には**悪者**とされています。しかし、実は**重要な働き**も持っています。体内に侵入した**細菌**などを**排除**したり、免疫細胞とともに**病原体**に作用して、それを**除去**するなどの役割があるのです。

ところが、**体内で活性酸素が過剰に発生すると**、それが**細胞に損傷**をもたらし、**動脈硬化やがん、老化などの一因**になるといわれています。

活性酸素を十分除去できるのか？

水素水に含まれる水素ガスは、活性酸素と結合して、それを除去する働きがあるといわれています。

とくに活性酸素の中でも、生体損傷性の強いヒドロキシルラジカルを選択的に消し去るといわれています。

しかし、活性酸素は体内のいたるところで発生するものなので、水素水でどれだけの活性酸素を除去できるのか、わからないでしょう。というのも、水素水を飲んだ場合、それは口内、食道、胃、小腸、大腸と通過していきます。

したがって、それらの臓器に存在する活性酸素はある程度除去できるかもしれませんが、血液中やその他の各臓器に存在する活性酸素にまで、水素ガスが到達するかは疑問です。

したがって、体内の活性酸素をどれだけ除去できるのかもわかりません。

第2章

スポーツドリンクや お茶飲料などを 水代わりに飲んでいいのか

07

「ポカリスエット」や「アクエリアス」などのスポーツドリンクはミネラルを含んでいるが、糖分や添加物も含んでいるので、水代わりに飲むのはやめたほうがよい

糖・食塩と添加物を水に溶かしたもの

日本初のスポーツドリンク「ポカリスエット」(大塚製薬)が発売されたのは、1980年のこと。1983年には、それに対抗して「アクエリアス」(コカ・コーラカスタマーマーケティング)が発売されました。さらに、今世紀に入って、「ヘルシアウォーター」(花王)や「グリーン　ダ・カ・ラ」(サントリーフーズ)など、新し

いスポーツドリンクが次々に発売されています。

スポーツドリンクはどれも、水分とミネラルを補給できることをウリにしていますが、本当にそうなのでしょうか？　「ポカリスエット」の原材料は、「砂糖、果糖ぶどう糖液糖、果汁、食塩、酸味料、香料、塩化K、乳酸Ca、調味料（アミノ酸）、塩化Mg、酸化防止剤（ビタミンC）」で、酸味料以降がすべて食品添加物です。すなわち、水に塩化K（カリウム）や乳酸Ca（カルシウム）など、カリウムやカルシウムなどのミネラルを含む添加物を加え、さらに、糖類や食塩（塩化ナトリウム）を加えたという製品なのです。

ただし、酸味料と香料については、具体名が表示されていないため、何が使われているかわかりません。なお、調味料（アミノ酸）については、「味の素」の主成分であるL-グルタミン酸Na（ナトリウム）であると考えられます。

糖分を余計に摂ることに

「ポカリスエット」には、ナトリウム、カリウム、カルシウム、マグネシウムの四つのミネラルが水に溶けてイオン化しているため、汗をかくことで失われた水分とミネラルを素早く吸収できるといいます。しかし、含まれるミネラルの量は意外に少ないのです。**カルシウムの1日所要量（健康の維持・増進のために標準となる摂取量）は600mgですが、1本（500ml）に含まれるカルシウムは10mg**にすぎません。ですから、1本飲んでもカルシウムの補給にはほとんど役にたちません。また、**マグネシウムの所要量は1日に約300mg**ですが、**1本に含まれるマグネシウムは3mg**にすぎません。

カリウムについては、日本人は通常の食品から十分に摂取しているので、あえてスポーツドリンクで摂取する必要はありません。ナトリウムは、日本人は摂りすぎの傾向にあるので、これもあえて摂る必要はありません。なお、**熱中症対策**には、水とナトリウムを摂ることが有効とされているので、スポーツドリンクを飲むのも一つの方法ですが、**食塩を含むものを食べて、水を飲むようにすれば同じ予防効果**があるでしょう。

また、糖分がけっこう多く含まれているという問題もあります。100mlあたり砂糖と果糖とぶどう糖が6・2g含まれています。1本（500ml）には、31g含まれていることになります。エネルギーは、125kcalです。

コーラや炭酸飲料に比べれば少ないほうですが、毎日水代わりに飲んでいれば、かなりの糖分を摂取することになります。**とくに子供の場合、1日にとってよい砂糖は20g前後とされているので、1本飲んだだけで軽くオーバーしてしまいます。**したがって、水代わりに「ポカリスエット」を飲むのはやめたほうがよいでしょう。

合成甘味料が添加されている

「「ポカリスエット」は糖分が多い」という批判の声があったためか、糖分を減らした「ポカリスエット　イオンウォーター」が2013年4月から発売されました。ミネラルの含有量は「ポカリスエット」とほぼ同じですが、**糖分を減らして、その代わりに合成甘味料のスクラロースが添加**されています。原材料は、「果糖ぶどう糖液糖、果汁、砂糖、食塩、ラカンカエキス、酸味料、香料、塩化K、乳酸Ca、塩化Mg、調味料（アミノ酸）、甘味料（スクラロース）、酸化防止剤（ビタミンC）」。

しかし、**スクラロースは問題の多い甘味料**なのです。スクラロースは、ショ糖の三つの水酸基（-OH）を塩素（Cl）に置き換えたものであり、その意味では**有機塩素化合物の一種**です。有機塩素化合物は、**すべて毒性物質**といえるもので、**ダイオキシンやDDTなども有機塩素化合物**なのです。

スクラロースが、DDTやダイオキシンなどと同様な毒性を持っているというわけではありませんが、妊娠したウサギに体重1kgあたり0・7gのスクラロースを強制的に食べさせた実験では、下痢を起こしてそれにともなう体重減少が見られ、死亡や流産が一部で見られています。また、5%を含むえさをラットに食べさせた実験では、胸腺や脾臓のリンパ組織の委縮が認められました。また、**脳にまで入り込むことがわかっている**のです。

「ポカリスエット　イオンウォーター」を試しに口に含んでみたところ、舌先がしびれるような感覚を得ました。そして、そのしびれ感は長く続きました。通常の「ポカリスエット」を飲んでも、こうした感覚は得られないので、スクラロースの影響と考えられます。舌をしびれさせるようなものが、体にいいはずがありません。舌は、食べ物の良し悪しを選別するセンサーだからです。

やはりスクラロースが添加されている

次に［アクエリアス］ですが、後発のためか、ナトリウムやカリウムなどのミネラルのほかに、クエン酸とクエン酸Na、さらにイソロイシンやバリンなどのアミノ酸を加えており、その点をアピールしています。原材料は、「果糖ぶどう糖液糖、塩化Na、クエン酸、香料、クエン酸Na、アルギニン、塩化K、硫酸Mg、乳酸Ca、酸化防止剤（ビタミンC）、甘味料（スクラロース）、イソロイシン、バリン、ロイシン」で、クエン酸以降が添加物です。そのほかは糖分と食塩（塩化Na）です。

クエン酸は一般に「疲れをとる」といわれています。しかし、国立健康・栄養研究所の「『健康食品』の安全性・有効性情報」によると、「俗に、『疲労回復によい』『筋肉や神経の疲労予防によい』などといわれているが、ヒトでの有効性については、信頼できる十分なデータが見当たらない」といいます。また、**アミノ酸**については、**1日所要量は55〜70gです。しかし、1本（500ml）に含まれるアミノ酸は全部で**

137・5mg（0・1375g）にすぎません。これではほとんど補給にはなりません。**マグネシウムも1本に6mgとごくわずか**。なお、この製品にも**スクラロースが添加されているので、飲まないほうがよい**でしょう。

水代わりに飲むのは止めよう

このほか、［ヘルシアウォーター］は、「脂肪を消費しやすくする」というトクホ（特定保健用食品）です。原材料は、「茶抽出物（茶カテキン）、エリスリトール、グレープフルーツ果汁、ぶどう糖、食塩、環状オリゴ糖、香料、酸味料、ビタミンC、甘味料（スクラロース）、乳酸Ca、塩化K、塩化Mg」で、環状オリゴ糖以降が添加物。乳酸Caや塩化Kなどの添加物のほかに、糖類や食塩、さらに茶抽出物（茶カテキン）が入っています。

花王のホームページによると、茶カテキンの働きで体の脂肪の燃焼が高まったり、腹部の脂肪面積が低減するといいますが、1日1本を8週間または12週間飲み続けた場合の結果です。時々飲んでも効果はなさそうです。なお、この製品にも**スクラロー**

スが添加されているので、飲むのはやめたほうがよいでしょう。

また「グリーン　ダ・カ・ラ」の場合、原材料は、「果汁（グレープフルーツ、レモン）、果糖、はちみつ、食塩、黒糖蜜、海藻エキス、ドライトマトエキス、アロエベラ（葉肉部）、甘夏、文旦、シークワーサーピール、ゆずピール、レモンピール、黒ごま、香料」で、添加物は香料のみです。つまり、グレープフルーツやはちみつなど自然な素材を原料に使うことで、ミネラルを補給しようというものなのです。

しかし、1本（500ml）にカルシウムは1～5mg、マグネシウムは1～5mg、アミノ酸は25～100mgしか含まれていません。

一方で、炭水化物が1本当たり22g含まれており、エネルギーは85kcalになります。水代わりに飲むと、やはり**カロリーを多くとる**ことになるので、やめたほうがよいでしょう。

08

「お〜いお茶」や「伊右衛門」、「綾鷹」などのお茶飲料は、水代わりに飲んでも大丈夫⁉

酸化を防ぐビタミンC

お茶飲料の歴史は、伊藤園が1985年に缶入りの「煎茶」（「お〜いお茶」の前身）を発売した時から始りました。「お茶はタダ」が当たり前の日本で、「お茶飲料が売れるはずがない」という大方の予想を覆して、「お〜いお茶」は大ヒットし、お茶飲料ブームのさきがけとなりました。

お茶飲料シェアトップを誇る**［お〜いお茶　緑茶］**の原材料は、**「緑茶（日本）、ビタミンC」**で、**発売当初から無香料を貫いてきており、茶葉もすべて国産を使っている**といいます。同シリーズの［濃い味］［ほうじ茶］［玄米茶］も同様で、製茶会社である伊藤園のプライドを感じます。

添加物のビタミンCは、茶葉から飲料を製造する際に失われる**ビタミンCを補うため**と、**お茶の成分が酸化して香りや味や色が悪くなるのを防ぐため**に使われています。

ナトリウム（塩分）が多め

ビタミンCは、L-アスコルビン酸のことですが、添加物としてはその類似物質も使用が認められていて、伊藤園では、「L-アスコルビン酸とL-アスコルビン酸ナトリウムを使っている」といいます。これらを使っても、表示は「ビタミンC」でよいことになっています。どちらも、安全性に問題はありません。

ただし、**L-アスコルビン酸ナトリウムを使った場合、ナトリウムが増えることになります。［お〜いお茶　緑茶］１００mlにはナトリウムが9mg**含まれています。**普**

通の煎茶の浸出液の場合、100mlあたりのナトリウムは3mg（『五訂食品成分表』より）ですから、3倍含まれていることになります。

次に［伊右衛門］（サントリーフーズ）ですが、原材料は「緑茶（国産）、ビタミンC」で［お～いお茶　緑茶］と変わりません。ただし、［伊右衛門］には、なぜか栄養成分表示がないのです。［お～いお茶］や［綾鷹］（コカ・コーラカスタマーマーケティング）にはあるのに不思議です。そこで、サントリーのホームページを見ると、100mlあたり11mg含まれていると書かれていました。ちなみに、カフェインは同じく約10mgです。

にごり成分をあえて残す

一方、**［綾鷹］**の場合、原材料は「緑茶（国産）、ビタミンC」で、ナトリウムの量は100mlあたり8mgと表示されています。この製品の**最大の特徴は、お茶のにごり成分を除去していない**ことです。普通、お茶を淹れると茶葉の細かい破片などが下に沈んできます。ただし、お茶飲料がこうなった場合、沈殿したものがオリとなってしまい、「古くて、おいしくなさそう」と思われてしまいます。そこで、フィルターなどを使って、それを除去しているのです。

ところが、「綾鷹」はオリをあえて除去していません。そうすることで、**お茶本来のうまみ**を残そうという考えからです。先行する「お〜いお茶」や「伊右衛門」と同じようなお茶飲料を出しても、売り上げを伸ばせないので、それらとは違った特徴を出そうとしたのでしょう。

そのため、ボトルのそこには沈殿物が薄い層になっています。「よく振ってからお飲み下さい」と表示されているので、振って飲むと、なかなかまろやかな味で、確かにお茶本来のうまみがあるのです。

ナトリウムとカフェインに注意

お茶飲料には、普通の煎茶の3倍程度のナトリウムが含まれています。その量は、1本（500ml）あたり50mg（0・05g、食塩相当量は0・127g）程度です。この量は、食品から摂取する量に比べるとかなり少ないので、ほとんど問題にはならないでしょう。ただし、**高血圧などでナトリウムの摂取を厳しく制限されている人は、注意したほうがよい**でしょう。

また、お茶飲料には**カフェイン**が含まれています。カフェインは、神経を刺激し、興奮作用があるため、睡眠が妨げられることがあります。**とくに子どもの場合、影響が大きい**ので、お茶飲料をたくさん飲ませるのはやめたほうがよいでしょう。

日本では、昔から急須で淹れたお茶は水代わりに飲まれてきました。その意味では、お茶飲料を水代わりに飲むのは、それほど悪いことではないでしょう。ただし、高血圧の人や子供の場合は注意したほうがよいでしょう。

ちなみに、**ナトリウムはカリウムとともに細胞の内と外との浸透圧を調節し、正常な細胞の形を維持するという重要な働き**があります。血液中のナトリウムとカリウムは、腎臓の糸球体でろ過されますが、ナトリウムはほとんど再吸収されます。この際カリウムはナトリウムの再吸収を抑制するので、結果的にナトリウムの排泄をうながして、血圧を下げるとされています。

09

「午後の紅茶」や「紅茶花伝」を水代わりに飲むのはやめたほうがよい。「シンビーノジャワティストレート」はOK

糖類入りはやめたほうがよい

コンビニやスーパーなどには、「午後の紅茶」（キリンビバレッジ）を中心にいくつかの種類の紅茶飲料が売られていますが、それらは次の三タイプに分けることができます。

一つ目は、「午後の紅茶ストレートティー」や「紅茶花伝ロイヤルミルクティー」

（コカ・コーラカスタマーマーケティング）のように、**砂糖や果糖ぶどう糖液糖などの糖類と香料などの添加物を両方含んでいる製品**。二つ目は「午後の紅茶おいしい無糖」のように**糖類は使っていないが、香料などの添加物が使われている製品**。そして三つ目は、「シンビーノジャワティストレートレッド」（大塚食品）のように**糖類も添加物も使っていない製品**です。

「午後の紅茶ストレートティー」の原材料は、「砂糖類（果糖ぶどう糖液糖、砂糖）、紅茶（ディンプラ１００％）、香料、ビタミンＣ」、「紅茶花伝ロイヤルミルクティー」は「牛乳、砂糖、紅茶（ウバ茶90％以上）、クリーム、塩化Na、香料、乳化剤、クエン酸Na、ビタミンＣ」です。どちらも糖類が使われていることがわかります。また、前者は香料とビタミンＣ、後者は香料、乳化剤、クエン酸Na、ビタミンＣなどの添加物が使われています。

基本的に糖類が加えられた飲料を水代わりに飲むことはやめたほうがよいでしょう。カロリーの過剰摂取につながるからです。

香料には不安が残る

次に「午後の紅茶おいしい無糖」の場合、原材料は「紅茶（ダージリン73％）、香料、ビタミンC」です。無糖ですが、香料とビタミンCが添加されています。紅茶の香りを出すために香料が必要と判断しているのでしょう。

香料は、合成が約150品目、天然が約600品目もあって、**それらを数品目、あるいは数十品目組み合わせて独特のにおいが作られて**いますが、**合成香料の中には毒性の強いものが**あります。サリチル酸メチルは、2％含むえさをラットに食べさせた実験で、49週ですべてが死亡。また、ベンズアルデヒドは、マウスに1日に体重1kgあたり0・2～0・6gを週5日2年間投与した実験で、前胃の腫瘍発生率を増加させました。フェノール類、イソチオシアン酸アリル、エーテル類なども毒性があります。

一方、天然香料のほとんどは植物から抽出されたもので、原料に使われる植物の多くは、食用として利用されているものです。ただし、コカ（COCA）やヤドリギ、スイセンなど食用でないものもあります。ちなみに、コカは、麻薬のコカインの原料となるもので、コーラに使われている可能性があります。このほか、オケラなど正体不明のものもあります。

紅茶飲料に使われている香料は、紅茶由来のものと考えられますが、具体名が表記されていないので、安全とも言い切れません。したがって、あまりおススメはできません。

無添加がおススメ

［シンビーノジャワティストレートトレッド］の場合、**原材料は「紅茶」のみ**です。普通、紅茶といえばスリランカ産や中国産のものですが、この製品はジャワ産の茶葉を使っているのが特徴です。「完全発酵させた、ジャワ島原産の良質な茶葉を使用。クセのない穏やかな香りと、程よい渋み」（大塚食品のHP）とありますが、**香料を添加していないにもかかわらず、強い紅茶の香りがし、渋みや苦味もほどよい感じに**なっています。

香料によって、香りや味をごまかしている製品がほとんどという昨今、貴重な製品

といえます。

もしお茶飲料と同様に水代わりに飲むということであれば、この製品のように糖類も添加物も使っていない製品がよいでしょう。

10

「十六茶」や「爽健美茶」などのいわゆる健康茶は、水代わりに飲んでも大丈夫!?

原材料の安全性は高い

健康茶の代表格は、「十六茶」（アサヒ飲料）と「爽健美茶」（コカ・コーラカスタマーマーケティング）と言っていいでしょう。最近では、女優の新垣結衣さんのテレビCMで知られる「十六茶」の人気が高まっているようです。

「十六茶」が売り出されたのは、1993年のことです。たまたま家の近くの自販機で見つけ、珍しいお茶なのでさっそく買って飲んでみたことを覚えています。今までの緑茶飲料とはまったく違う、新しいお茶飲料であることを感じました。

［十六茶］の原材料は「ハトムギ、大麦、ハブ茶、玄米、発芽大麦、びわの葉、とうもろこし、黒豆（大豆）、カワラケツメイ、発芽玄米、昆布、シイタケ、グァバ葉、桑の葉、なつめ、大麦若葉、ビタミンC」です。緑茶は使われていないため、ノンカフェインです。

びわの葉は、ビワの葉を乾燥させたもので、ビワ茶として利用されてきました。カワラケツメイは、マメ科の植物で、生薬として利用されているほか、若芽や茎の先は食用としても利用されています。グァバは、フトモモ科の熱帯性の低木で、果実は食用として利用されています。また、葉はグァバ茶として利用されています。

このほか、桑の若い葉は、天ぷらとして食されていて、葉は、緑茶の代用として桑茶として飲まれている地域があります。以上のように、**いずれも食用として利用されている原材料なので、問題はない**と考えられます。ただし、**個人差があるので、「自分に合わない」と感じたら、飲むのはやめたほうがよい**でしょう。

自分に合うかがポイント

一方、［十六茶］が発売された翌年から、全国的に売り出されたのが［爽健美茶］です。発売当初は原材料に緑茶が含まれていましたが、現在は含まれていません。原材料は、「ハトムギ、玄米（発芽玄米2％）、大麦、どくだみ、はぶ茶、チコリー、月見草、ナンバンキビ、オオムギ若葉、明日葉、黒ごま、ヨモギ、ビタミンC」です。

はぶ茶は、エビスグサの種子から作られるお茶で、漢方薬では、「決明子」と呼ばれています。チコリーはキク科の野菜で、広く食用として利用されています。月見草は、アカバナ科の多年草で、種子から得られた月見草油は食用として利用されています。

このほか、ナンバンキビとは、トウモロコシの別称です。オオムギ若葉は、大麦の若葉で、青汁としても利用されています。いずれも**食経験のある原材料ですので、安全性に問題はない**と考えられます。**ただし、飲んでみて刺激を感じたり、「自分に合わない」と思ったりした人は、やめたほうがよい**でしょう。

【太陽のマテ茶】は要注意

このほか、［太陽のマテ茶］（コカ・コーラカスタマーマーケティング）の原材料は、「マテ茶、ビタミンC、チャ抽出物」です。マテ茶は、南米で飲まれているお茶で、マテの葉を乾燥させたものに、湯または水を注いで成分を浸出させたものです。

マテ茶には、ビタミンやミネラルが含まれていて、南米の一部の地域では、嗜好品の域を超えて、栄養摂取源になっているといいます。

ただし、**カフェインとタンニンを多く含んでいる**ため、**妊娠中や授乳中の摂取はやめたほうがよい**でしょう。

国立健康・栄養研究所の「『健康食品』の安全性・有効性情報」によると、「短期間適量を摂取する場合は安全性が示唆されているが、大量または長期摂取は危険性が示唆されている。小児の摂取は危険性が示唆されている。妊娠中・授乳中の摂取は危険性が示唆されている」とのことです。

11

夏場に出回る［六条麦茶］や［健康ミネラル麦茶］、［やさしい麦茶］は、安心して飲めそう

原料は主に六条大麦

「夏になると、麦茶が飲みたくなる」という人は、とても多いと思います。家庭でやかんに水と麦茶を入れて沸かしてから、冷やして飲んでいる人もいるでしょうが、ペットボトルに入った麦茶飲料を飲んでいる人も少なくないでしょう。それらには、**麦茶だけのもの**、**麦茶にほかのお茶をブレンド**したもの、**ビタミンCを添加**したもの

などがあります。

麦茶は、**大麦を焙煎したもの**です。焙煎することで、香ばしい香りや味が出てくるのです。大麦には、二条大麦（2列の種子が並ぶ）と六条大麦（6列の種子が並ぶ）とがあります。一般に使われているのは六条大麦です。たんぱく質が多く、焙煎によってそれが香りやうまみ成分になります。一方、二条大麦は粒が大きく、主にビールの原料として使われています。

ちなみに、大麦はイネ科の1年生または2年生の作物で、起源は西アジアとされており、日本には、1～3世紀ごろに入ってきました。六条大麦や二条大麦のほか、裸麦などがあります。主に飼料用として、また、しょう油やみそ、ビール、麦茶、飴などの原料として使われています。

カフェインを含まない

夏になると麦茶飲料が売り出されますが、ロングセラーを続けているのが**「六条麦茶」**（アサヒ飲料）です。**原材料**は、「**六条大麦**」のみです。お茶飲料は、酸化によって香りや味、色が変化するのを防ぐために、普通、抗酸化作用のあるビタミンCを添加していますが、この製品には添加されていません。また、茶葉を使っていないので、**ノンカフェイン**です。そのため、子供や妊娠中の女性も安心して飲むことができます。ただし、この製品は味が濃いので、「ちょっと苦手だ」という人もいるかもしれません。そこら辺は好みなので、なんともいえませんが……。

このほか、夏場になるとテレビCMが流れるのが、**【健康ミネラル麦茶】**（伊藤園）です。原材料は、「大麦（カナダ、アメリカ）、飲用海洋深層水（高知県）、麦芽（オーストラリア）、ビタミンC」です。カナダおよびアメリカ産の焙煎した六条大麦、そして、オーストラリア産の二条大麦の麦芽（芽が生えた状態のもの）が使われています。

焙煎は、大麦を蒸してから2回に分けて焙煎（2段焙煎）するというもので、芯まで焦がすことなく、香りとコクをだすことができるといいます。また、熱風焙煎といって、熱した空気を使用して焙煎することで、**焦がさずに焙煎**できるといいます。

なお、飲用海洋深層水が使われていますが、0・33％とわずかです。また、「健康ミネラル」と銘打っていますが、カルシウムは含まれず、ナトリウム、マグネシウム、カリウム、リンなどが含まれています。

マイルドな【やさしい麦茶】

【やさしい麦茶】（サントリーフーズ）の原材料は、「大麦、玄米、はと麦、大豆食物繊維、海藻エキス、白米」です。大麦のほかに、玄米やはと麦などを使っているのが特徴です。**添加物は使われていません**。

はと麦は、イネ科の植物で、中国では約2000年前から栽培されていたといわれ、中国や東南アジアでは古くから食用として利用されてきました。漢方薬のヨクイニンは、はと麦に含まれる成分です。大豆食物繊維は、その名の通り、大豆から得られた食物繊維（消化されない炭水化物）です。海藻エキスは、海藻を煮だして得られたエキス分です。いずれも**もともと食品として利用されているもの**を使っているので、**問題はない**でしょう。「やさしい」というネーミング通り、ほかの麦茶飲料に比べて、味は**マイルド**です。

12

缶コーヒーを飲むなら、香料無添加の無糖タイプがよい。微糖タイプには、合成甘味料が使われていて、「人体汚染」を起こすので、飲むのはやめたほうがよい

香料添加のブラックは避けよう

缶コーヒーには、無糖や微糖などがありますが、「缶コーヒーを飲みたい」という人には、**無糖・ブラックをおススメします。【ボス無糖・ブラック】**は糖類を含まず、**香料などの添加物も使われていないので、**安心して飲むことができます。**【UCCブラック無糖】**（ユーシーシー上島珈琲）も同様に**無添加で糖類も使われていません。**

ほかにも「無糖ブラック」と銘打った缶コーヒーはありますが、実は香料が添加されたものが少なくないのです。そうした製品は、人工的なにおいがして、コーヒー本来の味が失われているのです。

香料は合成のものだけで**150品目**程度あり、いくつも混ぜ合わせてコーヒーなどの香りが作られています。しかし、「香料」としか表示されないので、何が使われているかわかりません。香料のなかには、**毒性の強い**ものがあり、不安な面がありま す。

微糖タイプには合成甘味料が添加

最近、缶コーヒーで人気が高いのが、微糖タイプです。「ワンダ　金の微糖」（アサヒ飲料）や「ファイア　挽きたて微糖」（キリンビバレッジ）など数々の製品が出ています。「微糖」とは、砂糖などの糖類が少ないという意味ですが、その代わりに使われているものがあります。それは、合成甘味料です。

「ワンダ　金の微糖」の原材料は、「牛乳、コーヒー、砂糖、全粉乳、デキストリン、乳化剤、カゼインNa、香料、酸化防止剤（ビタミンC）、甘味料（アセスルファムK、スクラロース）」です。カゼインNa以降が添加物で、**合成甘味料のアセスルファムKとスクラロース**が添加されています。また**［ファイア　挽きたて微糖］**の原材料は、「牛乳、コーヒー、砂糖、全粉乳、脱脂粉乳、デキストリン、乳化剤、香料、カゼインNa、甘味料（アセスルファムK、スクラロース）」。乳化剤以降が添加物で、やはり**アセスルファムKとスクラロース**が添加されています。

これらの合成甘味料は自然界にまったく存在しない化学合成物質であり、それは人間の体内で分解されることなく、腸から吸収されて血液に乗ってグルグルめぐります。

環境中に放出された化学合成物質が分解されない場合、空気中や河川・湖沼、土壌、海水などに存在し続けることで環境汚染が引き起こしますが、その意味では、体内で分解されない化学合成物質は、「**人体汚染**」を起こしているといえます。

合成甘味料の危険性

それらの**合成甘味料は、人体汚染を起こしつつ、臓器や免疫などにダメージ**をあたえる可能性があります。**アセスルファムK**は、**砂糖の約200倍の甘味**があります。しかし、イヌにアセスルファムKを0・3％および3％含むえさを2年間食べさせた実験では、0・3％群でリンパ球の減少が、3％群ではGPT（肝臓障害の際に増える）の増加とリンパ球の減少が認められました。つまり、**肝臓に対するダメージや免疫力の低下**が心配されるのです。また、妊娠したネズミを使った実験では、胎児に移行することがわかっています。

スクラロースは有機塩素化合物の一種で、**砂糖の約600倍の甘味**があります。しかし、妊娠したウサギに体重1kgあたり0・7gのスクラロースを強制的に食べさせた実験では、下痢を起こして、それにともなう体重減少が見られ、死亡や流産が一部で見られています。また、5％を含むえさをラットに食べさせた実験では、胸腺や脾臓のリンパ組織の委縮が認められました。これは、**免疫力を低下させる**可能性があるということです。さらに、**脳にまで入り込む**ことがわかっているのです。

したがって、アセスルファムKやスクラロースを添加された飲み物は飲まないほうがよいのです。

13

コーラには、発がん性物質を含むカラメル色素が使われており、さらにゼロカロリータイプのコーラには、合成甘味料が添加されているので飲まないほうがよい

体によくないものを多く含む

市販のコーラにはいくつものも問題があります。まず**コーラの独特の色**を出すために**発がん性物質を含むカラメル色素**が使われていること。また、カフェインが含まれていること。カフェインはとくに子供には不適です。

それから、**香料が不明**なこと。コーラは独特のにおいがしますが（このにおいに

釣られて買っている人が多いようです）、どんな香料が使われているのか企業秘密になっていて、問い合わせても教えてくれません。

さらに、最近ではゼロカロリータイプのコーラが主流となっていますが、それらには**安全性の不確かな合成甘味料がいくつも**使われています。ちなみに、**ゼロカロリーのコーラは、水以外はすべて添加物**です。

つまり、体にとってよくないものがたくさん使われているということなのです。したがって、コーラは飲まないようにしてください。とくにお子さんは。もちろん水代わりに飲むなんてことはもってのほかです。

発がん性物質を含むカラメル色素

コーラには大量のカラメル色素が使われています。あのコーラ色を作り出すためです。カラメル色素には、カラメルⅠ、カラメルⅡ、カラメルⅢ、カラメルⅣの四種類があって、カラメルⅢとⅣには、4-メチルイミダゾールという物質が含まれています。ところが、アメリカで行われた動物実験によって、4-メチルイミダゾールには発がん性が認められているのです。

市販のコーラに使われているカラメル色素は、カラメルⅢかカラメルⅣです。ですから、発がん性のある4-メチルイミダゾールが含まれているのです。アメリカでは、このことが問題になりました。カリフォルニア州では、1日に摂取する4-メチルイミダゾールの量を29マイクログラム以下と定めています。

しかし、コーラ1缶（約355ml）にはそれを超える4-メチルイミダゾールが含まれていたため、米コカ・コーラと米ペプシコは、製法を変えることで含有量を減らしたコーラを新たに発売しました。

一方、日本では製法はとくに変えられていないので、カリフォルニア州の基準を超える4-メチルイミダゾールを含む製品が売られているのです。

カフェインは子供によくない

さらに、コーラには**カフェイン**が添加されています。カフェインはコーヒーなどに多く含まれる物質で、神経を刺激します。興奮作用があるため、睡眠が妨げられることがあります。とくに**子どもの場合、影響が大きいので、注意が必要**です。

また、コーラはいずれの製品も独特のにおいと味がしますが、その**においと味は主に添加物の香料によるもの**です。かつて、「コカの葉を使っているから、コカ・コーラというんだ」という噂が流れたことがありました。私は、「そんなバカな」と思いました。**コカは、麻薬のコカインの原料となる植物**であり、そんな危険な植物を飲み物に使うはずがないと思ったからです。

ところが、厚生労働省の天然添加物のリストを見ていて、驚きました。「コカ」と書かれているのです。英語名は、「Coca」。まさしく「Coca-Cola」と同じつづりです。

そこで、日本コカ・コーラに問い合わせると、「香料の内容については教えられない。天然香料をいくつもブレンドして使っている」といいます。ということは、**コカを香料に使っている可能性**もありうるということです。

そして、仮に使っていたとしても、制度上は問題ないということなのです。天然香料のリストに載っているのですから。それにしても、もし本当に使っていたとしたら、人体にどれだけの影響がおよぶことになるのか、想像すらつきません。

原材料は添加物のみ

「コーラはカロリーが高い」ということで、最近では、ゼロカロリータイプのコーラの人気が高まっていますが、こちらは通常のコーラ以上に問題があるのです。香料、カラメル色素、カフェインのほかに、合成甘味料が使われているからです。

［コカ・コーラゼロ］の原材料は、「カラメル色素、酸味料、甘味料（スクラロース、アセスルファムK）、香料、カフェイン」です。すべて添加物です。つまり、**水に添加物を溶かし込んだという製品**なのです。しかも、**合成甘味料のアスパルテーム、アセスルファムK、スクラロース**が使われています。

また、［ペプシストロングゼロ］（サントリーフーズ）の原材料は、「カラメル色素、香料、酸味料、クエン酸K、甘味料（アスパルテーム・L-フェニルアラニン化合物、アセスルファムK、スクラロース）、カフェイン」です。やはりすべて添加物で、カラメル色素、アスパルテーム、アセスルファムK、スクラロースが使われています。

アセスルファムKは、**自然界に存在しない化学合成物質**で、イヌを使った実験では、**肝臓に対するダメージや免疫力を低下**させることが示唆されています。**スクラロースは、有機塩素化合物の一種**であり、ラットを使った実験で、**免疫力を低下**させることが示唆されています。

問題の多いアスパルテーム

また**アスパルテーム**は、アミノ酸のL-フェニルアラニンとアスパラギン酸、そして劇物のメチルアルコールを結合させて作ったもので、**砂糖の180～220倍の甘味**があります。アメリカでは1981年に使用が認められましたが、アスパルテームを摂った人たちから、**頭痛やめまい、不眠、視力・味覚障害**などを起こしたという苦情が寄せられました。**体内で分解して、劇物のメチルアルコール**ができたためと考えられています。

さらに、1990年代後半には、複数の研究者によって、**アスパルテームが脳腫瘍を起こす可能性**があることが指摘されました。また、2005年にイタリアで行われた動物実験では、アスパルテームによって**白血病やリンパ腫が発生**することが認められ、人間が食品からとっている量に近い量でも異常が観察されました。

ゼロカロリーのコーラはこれらの合成甘味料を含んでおり、通常のコーラよりも危険性が高いといえるのです。

14

お茶飲料や紅茶飲料、コーラ、缶コーヒー、ジュースなどの様々な飲料には、水道水または地下水が使われている

清涼飲料水の製造基準に基づく

市販の飲料に使われている水は、二つに大別されます。一つは、**水道水**です。いわゆる地方自治体の浄水場から供給される水道水で、一般家庭で飲まれているものと同じです。もう一つは、**地下水**です。すなわち、工場がある敷地の地下水を汲み上げたものです。場合によっては、伏流水といって地下を流れる水を使うこともあります。

これも広い意味では、地下水です。

お茶飲料やコーヒー、コーラ、ジュースなどは、すべて「清涼飲料水」に分類されています。清涼飲料水の製造に関しては、食品衛生法に基づく「清涼飲料水の製造基準」があって、その中で使用する水について定められており、メーカーはそれを守らなければなりません。

その基準によると、水道水か、またはミネラルウォーターの成分規格を満たしたものを使わなければなりません。つまり、工場内で汲み上げられた地下水で、しかもミネラルウォーターの成分規格を満たしたものということになります。日本の場合、通常地下水は殺菌または除菌が行われるので、それについての成分規格を満たすものということになります。

水道水か地下水か

水道水は、一般家庭で飲まれている水ですから、当然ながら**厳しい基準**が定められています。一般細菌や大腸菌、カドミウムとその化合物、水銀とその化合物など51項目の水質基準があって、それらの基準に合ったものでなくてはなりません。さらに、水質管理上留意する項目として、ニッケルとその化合物、残留塩素など26項目の目標値が定められています（詳しくは3章を参照）。こうして、細菌や有害化学物質が混じらないように管理されているのです。さらに、塩素殺菌によって、雑菌が増えないようになっています。

一方、**地下水**については、ミネラルウォーターの成分規格を満たすものですから、前出の**チェックすべき39項目の規格をクリア**したものでなければなりません。製造メーカーでは、定期的に地下水を検査して、これらの規格に合っていることを確認して、清涼飲料水の製造に使っているのです。

水道水を使うか、地下水を使うかは、製造メーカーによって違っています。どちらを使うにしても、**通常ろ過やイオン交換処理（イオン交換樹脂で水に溶けているミネラルや塩素などを取り除く）**などの方法によって、**不純物やミネラルなどを除去**してから使っています。

水道水を純水に⁉

日本コカ・コーラによると、「水道水を、イオン交換処理またはろ過によって、ミネラルや残留塩素、その他の有害物質などを除去して、純水にして使っている」といいます。水道水には、カルシウムやマグネシウムなどのミネラル、消毒に使った塩素、塩素が有機物と反応してできたトリハロメタンなどが微量ながら混じっています。それを、イオン交換処理やろ過によって取り除いて、真水に近い状態にして使っているということです。

このほか、アサヒ飲料によると、「工場によって、水道水を使ったり、地下水を使ったりしている。微細な膜で念入りにろ過をして、一定範囲内のミネラルを含むように調整している。水道水に含まれる残留塩素やトリハロメタンは、ろ過を重ねることで検出されないようにしている」といいます。ここでは、「純水」にするのではなく、ミネラルを残すようにしているということです。

また、千葉県船橋市にあるサッポロビール工場を見学した際には、水道水を活性炭とイオン交換処理によって、不純物を取り除いて真水に近いものにして、ビールの製造などに使っているという説明を受けました。正直言って、ビール製造に水道水を使っていると聞いてショックを受けたのですが、この工場がある地域は海を埋め立てたところなので、地下水を利用するのは困難なこともあって、水道水を使っているようです。

地下水を使っているケースも多い

一方、地下水を使っているメーカーも少なくありません。伊藤園によると、「各工場の地下水を汲み上げて、それをイオン交換処理でミネラル分などを取り除いて、一般的にいう真水、すなわち純水という状態にして使っている」といいます。また、キリンビバレッジも、「各製造工場の地下水を含めた水を、不純物を取り除く処理をして純水にして使っている」とのことでした。

つまり、**水道水を使うにしても、地下水を使うにしても、**そのまま使うわけではなく、**ろ過や活性炭、イオン交換処理によって、ミネラルや塩素などを除去して、真水に近い状態にして使っている**ということです。食品業界では、このような水を「純水」と呼んでいるようです。なお、**アサヒ飲料**では、**ろ過によって不純物を取り除いて、ミネラルは残す**ようにしているというわけです。

水道水がいいのか、地下水がいいのか——それは人によって感じ方が違うと思います。水道水の場合、必ず塩素消毒が行われていますので、塩素が残留していますし、またトリハロメタンも微量混じっています。したがって、やはり純粋でおいしい水といったら、地下水のほうといえるでしょう。ただし、近年、地下水もトリクロロエチレンなどの有害化学物質で汚染されているケースが少なくないので、そうした汚染がないことをきちんと確認したものでなければならないのでしょう。

第3章

水道水は危険か、安全か

15

水道水には残留塩素が含まれていて、カルキ臭の原因となっており、また発がん性物質のトリハロメタンも含まれている

必ず含まれる残留塩素

東京都や千葉県の水道水をコップに入れてにおいを嗅ぐと、鼻を刺激する塩素臭がします。いわゆるカルキ臭です。これは水道水に投入された消毒用塩素が原因で発生するものです。

日本の水道水には、必ず残留塩素が含まれています。水道法で、蛇口から出る水道

水には、**一定の残留塩素を含んでいることが義務付けられて**います。**水道水中に雑菌が増殖して食中毒などが発生するのを防ぐ**ためです。

水道水は、浄水場で河川や湖沼、地下水などをろ過して、さらに消毒用塩素が投入されて、各家庭に送水されています。**消毒用塩素**には、**液化塩素、次亜塩素酸ナトリウム、次亜塩素酸カルシウム（サラシ粉）**があります。これらは水道水中では、遊離残留塩素（次亜塩素酸や次亜塩素酸ナトリウム）と結合残留塩素（遊離残留塩素とアンモニアが結合してできる物質）となって、雑菌を破壊して、それらが増えるのを抑制するのです。**水道法では、蛇口から出る水道水に、遊離残留塩素が0・1mg/L以上、結合残留塩素が0・4mg/L以上含むことが義務付けられて**います。

千葉県・市川市の水はまずかった

水道水中の残留塩素は、雑菌の増殖を防ぐためには必要なものなのですが、カルキ臭の原因となったり、**有機物と結合して発がん性のあるトリハロメタンとなったり、**あるいは**喘息などのアレルギーを発生させるなどの問題**を含んでいます。

私は35年ほど前、千葉県市川市に住んだことがありましたが、そこの水道水はとてもまずいものでした。消毒薬のようなカルキ臭がして、薬品のような味が口に残るのです。とくに夏場はひどいものでした。

当時市川市は江戸川の下流域から水を汲み上げ、旧式の浄水場でその水を水道水にしていました。

一度その取水口を見に行ったことがあったのですが、川全体が薄黒く汚れていて、取水口の周りには赤茶けた油が浮いていました。

上流にある工場からの排水、家庭排水、農・畜産排水、それから下水処理場からの排水が混じり合って、そんな状態になっていたのです。

そのため、浄水場では、水をろ過した後、大量の消毒用塩素を投入しなければならなかったです。

そうしないと、汚れがとれず、雑菌が繁殖してしまうからです。

そのため、私が住んでいた家の水道水は、遊離残留塩素や結合残留塩素が多く、とてもまずかったのです。

まずいだけでなく危険

しかも、まずいだけではありませんでした。危険性も高かったのです。なぜなら、水に含まれる有機物と塩素が反応し、発がん性のあるトリハロメタンに変化し、それが水道水に混じっていたからです。**水源の水が汚れているほど、有機物が多く、**そのため**消毒用塩素を多く投入**しなければなりません。その結果、**トリハロメタンも多く発生**してしまうのです。

これは、35年ほど前の市川市の状況ですが、今もそれほど変わらないように思います。相変わらず江戸川の水は汚れていて、それを水道水にするためには大量の塩素を投入しなければならないからです。

市川市だけなく、東京や大阪、愛知、福岡、広島など、大都市、あるいは中都市でも、下流域に位置する都市では、状況は似たり寄ったりでしょう。

下流になればなるほど、川の水は汚れていて、消毒用塩素をたくさん投入しなければならないからです。

河川はこうして汚染される

海沿いに位置する大都市を流れる**河川の汚染原因**は、**上流や中流に存在する工場からの排水、農業排水**、そして、**各家庭から流される生活雑排水**です。それらが流れ込んでくるため、河川の汚染が起こるのです。私は仕事の関係でよく地方に行きますが、海に流れ込む直前の下流域でも、上流や中流にほとんど人が住んでいない場合、きれいな水が流れています。河川には、自然の浄化作用があるため、下流になっても水は本来きれいなのです。

ところが、**工場排水、農業排水、生活雑排水が流れ込むと、その浄化作用が失われてしまい、川の水は汚染されてしまう**のです。とくに家庭から流される合成洗剤の影響が大きいと考えられます。

下水道が普及していない地域の場合、合併浄化槽を設置していない家庭からは、生活雑排水が直接河川や湖沼に流れ込みます。つまり、洗濯や食器洗いに使われた**合成界面活性剤が直接流れ込む**のです。また、お風呂や洗面所で使われたボディソープ、シャンプー、ハンドソープなどに含まれる合成界面活性剤も流れ込みます。私の家は住宅街と農村部の境に位置していますが、農村部には下水道が普及していないため、実際にこういう状況になっています。

合成洗剤の罪

河川に**合成界面活性剤が流れ込むと、水を浄化する水生植物や魚介類、プランクトン、細菌などが減ってしまい**、しだいに**汚染が進み、川の水は濁って腐敗臭**が漂ってきます。**さらに、トイレの水が流れ込み**ます。水洗トイレの場合、単独浄化槽によって便や尿が分解されて河川に流されますが、分解が十分でないと、有機物が大量に河川に流れ込むことになり、川が汚染されることになるのです。

大都会を流れる大きな河川には、こうした川から汚れた水が流れ込むため、結果的に淀んだ、汚い川になってしまうのです。金町浄水場が取水している江戸川は、その典型といえるでしょう。

一方、下水道が普及している地域では、生活雑排水は下水道を通って、下水処理場へと流れていきます。そこで、微生物によって合成界面活性剤やその他の汚染物質が分解されますが、それが十分でないと、それらが川に流れ込んで汚染を引き起こすことになります。

それでも、浄水場ではこうした河川から水を取水して、水道水に変えなければなりません。そのためには、どうしても消毒用塩素をたくさん投入しなければならないのです。その結果、水道水はカルキ臭の強い、まずいものになり、発がん性のあるトリハロメタンも多く含まれることになってしまうのです。

16

水道水は各地域の浄水場で作られ、水道法に基づく51項目の水質基準を満たしたものが各家庭に送水されている

金町浄水場の浄化システム

私たちの家庭の水道水は、浄水場から水道管によって送られてくるものです。全国にはそれぞれの地域に浄水場があって、そこで河川・湖沼の水や地下水から水道水が作られていますが、水道水の基本的な作り方はだいたい同じです。では、東京都の東部の家庭に水道水を供給している金町浄水場を例に、どのように水道水が作られてい

るのか見てみましょう。

東京都葛飾区にある金町浄水場は、映画『男はつらいよ』で知られる柴又帝釈天のすぐ北に位置しています。江戸川から取水した水を原水とし、浄化して、葛飾区やその周辺地域に送水しています。日量は150万立方メートル。**原水を水道水にする流れ**は次の通りです。

①江戸川から取水
複数の取水塔より江戸川の水を取水しています。

②高速凝集沈殿
取水した水に凝集剤を注入して、濁り物質を沈みやすいようにして、澄んだ上水を分離します。

③高度浄水処理
オゾン接触池でオゾンによって有害物質を分解し、さらに活性炭吸着池において汚濁物質を除去します。

④急速ろ過

砂層でろ過して、残留物質を取り除きます。

⑤消毒

塩素によって水を消毒し、排水池に水を溜めた後、需要に応じてポンプで水道水として各家庭に送水します。

高度浄水処理は一部

以上ですが、意外と簡単なものであることがわかると思います。基本は**砂層によるろ過**で不純物質を取り除き、**塩素で雑菌を消毒**するというものです。なお、③の**高度浄水処理**は、金町浄水場など**一部の浄水場で行われている**ものです。地方の浄水場では普通この処理は行われていません。

江戸川は利根川から分岐した下流の河川で、住宅地からの排水が流れ込むため汚染がひどく、とくに夏場は微生物が繁殖して、以前は金町浄水場の水が供給されている地域の人から、「水道水がカビ臭い」という苦情がよく寄せられていました。そこで、カビ臭をなくそうということで、オゾンと活性炭による高度処理が導入されたのです。

その後は「カビくさい」という苦情は減ったといいます。

51項目の水質基準

浄水場で作られて各家庭に送水されている水道水は、安全性を確保するために、水道法に基づく水質基準を守ることが義務付けられています。一般細菌や大腸菌、カドミウムや水銀、鉛、ヒ素などの有害物質、トリハロメタン、トリクロロエチレン、ベンゼンなどの有害化学物質など、51項目の基準が設定されており、それを守ることが義務付けられています**（図3参照）**。

この中で、**陰イオン界面活性剤と非イオン界面活性剤**という項目がありますが、これらは**家庭で使われる洗濯用洗剤や台所用洗剤の成分**です。**全国**にはまだ**下水道が整備されていない地域**がたくさんあって、そこでは**各家庭からの排水が直接河川や湖沼に流れ込む**ことになります。そのため、これら陰イオン界面活性剤や非イオン界面活性剤が、浄水場で作られた水道水にも含まれる可能性があります。そこで、**基準値を設けて、それを超えないようにしている**のです。

〈図3〉水質基準項目と基準値（51項目）2015年4月1日施行

項目	基準
一般細菌	1mlの検水で形成される集落数が100以下
大腸菌	検出されないこと
カドミウム及びその化合物	カドミウムの量に関して、0.003mg/L以下
水銀及びその化合物	水銀の量に関して、0.0005mg/L以下
セレン及びその化合物	セレンの量に関して、0.01mg/L以下
鉛及びその化合物	鉛の量に関して、0.01mg/L以下
ヒ素及びその化合物	ヒ素の量に関して、0.01mg/L以下
六価クロム化合物	六価クロムの量に関して、0.05mg/L以下
亜硝酸態窒素	0.04mg/L以下
シアン化物イオン及び塩化シアン	シアンの量に関して、0.01mg/L以下
硝酸態窒素及び亜硝酸態窒素	10mg/L以下
フッ素及びその化合物	フッ素の量に関して、0.8mg/L以下
ホウ素及びその化合物	ホウ素の量に関して、1.0mg/L以下
四塩化炭素	0.002mg/L以下
1,4-ジオキサン	0.05mg/L以下
シス-1,2-ジクロロエチレン及びトランス-1,2-ジクロロエチレン	0.04mg/L以下
ジクロロメタン	0.02mg/L以下
テトラクロロエチレン	0.01mg/L以下
トリクロロエチレン	0.01mg/L以下
ベンゼン	0.01mg/L以下
塩素酸	0.6mg/L以下
クロロ酢酸	0.02mg/L以下
クロロホルム	0.06mg/L以下
ジクロロ酢酸	0.03mg/L以下
⟆	⟆

ジブロモクロロメタン	0.1mg/L以下
臭素酸	0.01mg/L以下
総トリハロメタン	0.1mg/L以下
トリクロロ酢酸	0.03mg/L以下
ブロモジクロロメタン	0.03mg/L以下
ブロモホルム	0.09mg/L以下
ホルムアルデヒド	0.08mg/L以下
亜鉛及びその化合物	亜鉛の量に関して、1.0mg/L以下
アルミニウム及びその化合物	アルミニウムの量に関して、0.2mg/L以下
鉄及びその化合物	鉄の量に関して、0.3mg/L以下
銅及びその化合物	銅の量に関して、1.0mg/L以下
ナトリウム及びその化合物	ナトリウムの量に関して、200mg/L以下
マンガン及びその化合物	マンガンの量に関して、0.05mg/L以下
塩化物イオン	200mg/L以下
カルシウム、マグネシウム等(硬度)	300mg/L以下
蒸発残留物	500mg/L以下
陰イオン界面活性剤	0.2mg/L以下
ジェオスミン	0.00001mg/L以下
2-メチルイソボルネオール	0.00001mg/L以下
非イオン界面活性剤	0.02mg/L以下
フェノール類	フェノールの量に換算して、0.005mg/L以下
有機物(全有機炭素(TOC)の量)	3mg/L以下
pH値	5.8以上8.6以下
味	異常でないこと
臭気	異常でないこと
色度	5度以下
濁度	2度以下

各地域の浄水場では、これらの水質基準が守られているのか、水道水を常にチェックしています。そして、もし守られていない場合は、改善策が取られることになります。

26項目の水質管理目標

さらに、水質管理目標として、水道水中に検出される可能性があるなど、水質管理上留意すべき物質について、26項目の目標値が設定されています（図4参照）。これは水質基準を補完するためのもので、人の健康に影響する恐れのあるもの、浄水工程で管理指標とするもの、おいしい水を目指すために設定されたもの、などがあります。

ここでとくに注目すべきは、「**農薬類**」です。**水田や田畑に散布された農薬は、河川や湖沼に流入し、それを水源として浄水場で作られた水道水に混入する可能性**があります。実際過去にそうしたケースがあったのです。

1983年9月、東京都水道局は、金町、朝霞、三園などの浄水場の浄水（水道水と同じ）から、農薬のCNPが検出されたと発表しました。CNPは、水田用除草剤

〈図4〉水質管理目標設定項目と目標値(26項目) 2015年4月1日施行

項目	基準
アンチモン及びその化合物	アンチモンの量に関して、0.02mg/L以下
ウラン及びその化合物	ウランの量に関して、0.002mg/L以下(暫定)
ニッケル及びその化合物	ニッケルの量に関して、0.02mg/L以下
1,2-ジクロロエタン	0.004mg/L以下
トルエン	0.4mg/L以下
フタル酸ジ(2-エチルヘキシル)	0.08mg/L以下
亜塩素酸	0.6mg/L以下
二酸化塩素	0.6mg/L以下
ジクロロアセトニトリル	0.01mg/L以下(暫定)
抱水クロラール	0.02mg/L以下(暫定)
農薬類	検出値と目標値の比の和として、1以下
残留塩素	1mg/L以下
カルシウム、マグネシウム等(硬度)	10mg/L以上100mg/L以下
マンガン及びその化合物	マンガンの量に関して、0.01mg/L以下
遊離炭酸	20mg/L以下
1,1,1-トリクロロエタン	0.3mg/L以下
メチル-t-ブチルエーテル	0.02mg/L以下
有機物等(過マンガン酸カリウム消費量)	3mg/L以下
臭気強度(TON)	3以下
蒸発残留物	30mg/L以上200mg/L以下
濁度	1度以下
pH値	7.5程度
腐食性(ランゲリア指数)	−1程度以上とし、極力0に近づける
従属栄養細菌	1mlの検水で形成される集落数が2,000以下(暫定)
1,1-ジクロロエチレン	0.1mg/L以下
アルミニウム及びその化合物	アルミニウムの量に関して0.1mg/L以下

で5〜8月にかけて使われることが多く、それが河川に流れ込み、浄水場で除去し切れずに、浄水にまで入り込んだと考えられます。なお、検出値が最も高かったのは、朝霞浄水場の浄水で、0・093ppb（ppbは、10億分の1を表す濃度の単位。1ppmの1000分の1が1ppb）でした。

こうした過去の経緯もあって、マラチオン（マラソン）やキャブタンなど**120の農薬について、水質管理目標が設定**されているのです。

17

水道水中には、発がん性のあるトリハロメタンが含まれている。その量は微量と言えるが、発がんのリスクを高める可能性もある

ミシシッピ川下流でがんが多発

各家庭に送られてくる水道水には、必ず残留塩素が含まれていますが、これは浄水場で消毒用塩素が使われているからです。浄水場では、河川や湖沼から取水した水（原水）をろ過するなどして、原水に含まれる不純物を取り除いています。しかし、**取り除けなかった有機物が消毒用塩素と反応すると、トリハロメタンという物質がで**

きます。これには**発がん性がある**ため、トリハロメタンを多く含む水道水を飲んでいると、がんになるリスクが高まると考えられます。

トリハロメタンとがんとの関係がわかったのは、**１９７０年代のアメリカ**においてでした。北アメリカ最長の川であるミシシッピ川の下流にニューオーリンズという町があります。この町の人たちは、ミシシッピ川から引いた水を水道水として飲んでいましたが、その当時、この町ではがんで死ぬ人が多いということが言われていました。

そこで、１９７４年にある研究者が、この町の人と地下水を水源とした水を飲んでいる別の町の人との10万人当たりのがん死亡者を調べました。その結果、ニューオーリンズではがん死亡者が33人多く、明らかな差があったのです。

水道水から検出されたトリハロメタン

ミシシッピ川の下流は、上流の町から出される**生活排水やし尿でかなり汚れて**いました。その調査を行った研究者は、その汚れ（有機物）と消毒用塩素が結びついて、トリハロメタンが発生し、それが原因でがんになる人が多いのではないか、と考えました。そこで、アメリカの環境保護局（ＥＰＡ）が、同市の水道水を調査したところ、トリハロメタンが検出されたのです。さらに全米80都市の水道水が調査され、多くからトリハロメタンが検出されたのでした。

この情報が日本にも入ってきて、日本でも一般水道水の検査が行われました。その結果、ほとんどの水道水からトリハロメタンが検出されました。とくに東京や大阪など大都市の水道水からトリハロメタンが多く検出されたのでした。

トリハロメタンとは、**クロロホルム、ブロモホルム、ブロモジクロロメタン、ジブロモクロロメタンという四つの化学物質の総称**です。このうち、**クロロホルムとブロモホルム**については、**動物実験で発がん性**が認められており、**そのほかの2物質**についても、**発がん性の疑い**が持たれています。

トリハロメタンはｐｐｂレベル

汚れた河川や湖沼を水源としている浄水場では、送水した水道水中で雑菌が増殖するのを防ぐために、**大量の消毒用塩素が投入**されています。またそうした水源の場合、有機物が多く含まれています。したがって、**トリハロメタン**もできやすいのです。

　私が住んでいる千葉県の場合、利根川下流、江戸川下流、印旛沼などを水源としていますが、いずれも水質汚染が進んでいます。そのため、各浄水場では消毒用塩素をたくさん投入しなければならず、そのためカルキ臭の強い水道水となり、さらにトリハロメタンを多く含まれることになります。この状況は千葉県だけではなく、東京都、大阪市、名古屋市、広島市、福岡市など、下流域に位置する都市でも同じことです。

　日本の水道水中に含まれるトリハロメタンの量は、ｐｐｂ（ｐｐｂは10億分の1を表わす濃度の単位）レベルと微量ですが、それでも**毎日水道水を飲む**ことで、それが体内に入ってきて、**全身に回って体を汚染**すれば、その影響が出てくる心配があります。とくに**細胞の遺伝子に影響**して、**細胞をがん化させる懸念**があるのです。

18

井戸水を飲用に利用している場合、管理は個人が行うことになっており、安全性の確認も自らが行わなければならない

井戸水は個人が責任を持つ

都市部では水道水が普及して、それが飲用や料理などに利用されていますが、農村部に行くと、まだまだ井戸水を利用している家庭が少ないようです。私は千葉県北部の小さな町に住んでいますが、我が家は住宅地と農村地帯の境目のような所にあり、すぐ隣の農村地帯にある家庭では、今でも井戸水を利用しています。

井戸水の場合、井戸を掘ってそれを利用している人が責任を持つことになっています。つまり、もし私の家で井戸を掘って、飲用や料理などに利用した場合、井戸水の安全性については、自分で責任を負わなければならないのです。

水道水は、水道法に基づく水質基準を守ることが義務付けられていますが、井戸水にはそうした基準はありません。

では、何に基づいて井戸水の安全性は確保されているのかというと、「飲用井戸等衛生要領」（厚生省生活衛生局長通知）にある水質検査項目に基づいて、その安全性がチェックされているのです。

大腸菌や有機物などを検査

この要領では、**（図5参照）**のように一般細菌や大腸菌、有機物、pH度など11項目が検査項目になっています。さらに、有機化学物質として、トリクロロエチレンやテトラクロロエチレンなどが、検査すべき項目としてあげられています。

仮に私が自宅の庭に掘った井戸から汲み上げた地下水が安全かどうか調べたい場合、

その地下水を保健所、または水質検査会社に持って行って、これらの項目を検査してもらい、それによって、飲用に適しているか、適していないかが判断されるということなのです。

有機塩素系溶剤に注意！

地下水を汚染するものの中で、とくに注意すべきは、**トリクロロエチレンやテトラクロロエチレンなどの有機塩素系溶剤**です。実際過去にこれらによる地下水汚染が問題となったことがあるのです。

1986年2月、環境庁（当時）は、各自治体が実施した地下水汚染調査をまとめ、

〈図5〉飲用井戸等衛生対策要領の検査項目

検査項目	基準値
一般細菌	100/ml以下
大腸菌	検出されないこと
有機物｛全有機炭素（TOC）の量｝	3mg/L以下
pH値	5.8以上8.6以下
味	異常でないこと
臭気	異常でないこと
色度	5度以下
濁度	2度以下
塩化物イオン	200mg/L以下
硝酸態窒素及び亜硝酸態窒素	10mg/L以下
亜硝酸態窒素	0.04mg/L以下

全国19都道府県の48市区町村でトリクロロエチレンやテトラクロロエチレンなどによって、地下水汚染が進んでいることを発表しました。これらは**ドライクリーニング業、および金属、機械、半導体工場**などで**洗浄用**に使われているもので、事業所から周辺に漏れ出し、**地下などに浸透**して、**地下水を汚染**していたのです。ちなみに**トリクロロエチレンとテトラクロロエチレン**は、**発がん性の疑い**が持たれています。

その後、これらの有機塩素系溶剤に対する規制が行われたため、**現在では地下水の汚染は減少**しましたが、**完全に無くなったわけではありません**。そのため、検査すべき項目としてあげられているのです。

19

東日本大震災にともなう東京電力福島第一原子力発電所の爆発事故で放出された放射性物質による水道水の汚染は、もう心配ないと言っていい

一時水道水から放射性物質を検出

2011年3月11日の東日本大震災にともなう東京電力福島第一原子力発電所の爆発事故によって、**大量の放射性ヨウ素や放射性セシウムなどが大気中に放出**されましたが、それらは雨とともに河川や湖沼に流れ込み、それを水源とする**水道水を汚染し**ました。

東京都は2011年3月22日、江戸川を水源とする金町浄水場の水道水から、乳幼児の暫定規制値（1kg当たり100ベクレル）を超える1kg当たり210ベクレルの放射性ヨウ素が検出されたとして、乳幼児に飲ませないようにという指示を出しました。ちなみにベクレルとは、放射能の強さの単位です。放射性物質が1秒間に放射線を出しながら一つ崩壊した場合が1ベクレルです。したがって、ベクレル数が大きいほど放射能が強く、放射線の量も多いことになります。

そのため、ミネラルウォーターを買い求める人が急増して、コンビニやスーパーなどからはミネラルウォーターが一時的に姿を消しました。その後、千葉県や茨城県などでも水道水から乳児の暫定規制値を超える放射性ヨウ素が検出されて、同様な指示が出されました。

除去できない放射性ヨウ素

「浄水場で放射性ヨウ素は取り除けないの？」という人もいると思いますが、残念ながらそれはできません。**放射性ヨウ素は元素（原子）であり、極めて小さな粒子であ**

るため、ろ過処理を通り抜けてしまうからです。そのため、どうしても水道水に混じってしまうのです。

各自治体では、浄水場の水道水が1キログラムあたり100ベクレルを超えた場合、乳児に飲ませるのは不適という指示を市民に行い、代わりの水を給水車で供給したり、ペットボトル入りの水を配給したりしました。そして、100ベクレル以下になった場合は、摂取制限の解除を行いました。

なお、**東京都や千葉県で水道水が乳児の暫定規制値を超えた**のは、**前日に雨が降って**、その影響で**水源となっている河川や湖沼に放射性ヨウ素が流れ込んだ**ためで、**その2〜3日後には規制値以下**となりました。そのため、摂取制限は解除されました。

厚労省の安全宣言

厚生労働省の検討会は2011年6月13日、水道水と放射性物質との関連について、再び原発から大気中への大量の放射性物質の放出がない限り、各地の水道水に安全性に問題が生じる恐れは少ないという中間報告書を取りまとめました。

この報告書によると、3月に各地の水道水から暫定規制値を超える数値が検出されていた放射性ヨウ素は、4月以降はほぼすべての検出地点で検出されていないといいます。そのため、放射性ヨウ素の半減期は8日間と短いこともあるので、今後は福島第一原発の事故の状況に変化が生じない限り、再び摂取制限などを行う可能性は低いとのことでした。

また、**水道水から放射性セシウムはほとんど検出されていませんでした**が、それについては、**放射性セシウムが土壌に吸着されやすく**、さらに**浄水場の浄化処理によって、濁り成分などとともに除去されているためと推測**しています。これは、浄水場の汚泥から放射性セシウムが多量に検出されていることからも裏付けられています。

これらの状況から、**現在は水道水の放射能汚染は問題がない**と考えられます。ただ、**放射性セシウムで汚染された汚泥をどうするかなどの課題**が残っています。

第4章

水道水を
安全な水にする方法

20

水道水を煮沸することで、「残留塩素や発がん性のあるトリハロメタンは除去できる」。ただし、沸騰したらすぐ火を止めるのではなく、しばらく沸騰し続けることが大切

もっとも問題なトリハロメタン

現在、東京や大阪などの都市部で、水道水をそのまま飲んでいる人は少ないでしょう。多くの人は、ペットボトル入りのミネラルウォーターを買って飲んでいるようです。しかし、料理には水道水を使う家庭が多いと思いますし、コーヒーやお茶をいれるのにも水道水を使っている人もいるでしょう。そんな人は、どうすれば水道水の危

険性をなくすことができるでしょうか？

水道水の中に含まれている有害物質で、**もっとも問題なのはトリハロメタンです。**

トリハロメタンは、クロロホルム、ブロモホルム、ジブロモクロロメタン、ブロモジクロロメタンの四つの化学物質の総称です。このうち、クロロホルムとブロモホルムは動物実験で発がん性が認められ、ジブロモクロロメタンとブロモジクロロメタンは発がん性の疑いが持たれています。

これらの4物質については、水道法に基づく水質基準が定められています。クロロホルムが0・06mg／L以下、ブロモホルムが0・09mg／L以下、ジブロモクロロメタンが0・1mg／L以下、ブロモジクロロメタンが0・03mg／L以下です。そして、それらを合わせた総トリハロメタンが0・1mg／L以下です。水道水は、これらの基準を守らなければなりません。

トリハロメタンを減らす方法

これらの水質基準が守られていれば、水道水を飲んでも健康に影響はないということとなのですが、**発がん性物質の場合、細胞の遺伝子に作用するため、ごくごく微量でもその影響が現れることになります。**したがって、**基準が守られていても本当に安全なのか、**心配な面があります。

そこで、**トリハロメタンをできるだけ減らすような工夫が必要**となります。まず家庭でもっとも手軽にできることは、**水道水を沸騰させる**ことです。**トリハロメタンは蒸発しやすい化学物質で、沸騰させることでかなり除去する**ことができます。東京都立衛生研究所（現・東京健康安全研究センター）の実験では、**水道水を沸騰後１分で73%、2分で95%、3分で１００%トリハロメタンを除去できた**とのことです。千葉県衛生研究所の実験でも、似たような結果になっています。ですから、家庭でも同様に沸騰させれば、トリハロメタンを除去できるのです。

ただし、この際に注意しなければならないことがあります。それは、**沸騰後必ず数分間、煮沸しなければならない**ことです。**トリハロメタンは、沸騰するまでの間に、化学反応によってしだいに増えていき**ます。そして、**沸騰が始まった時にその量はピークに達し、その後、沸騰し続けることによって急激に減って**いきます。したがって、沸騰してから2〜3分は、それを続けなければならないのです。

残留塩素も沸騰することで除去

また、**沸騰させることで、**水道水中の**残留塩素も除去する**ことができます。家庭の**蛇口から出る水道水には、遊離残留塩素が必ず0・1mg／L以上含まれて**います。**雑菌が増殖しないように水道法で決められているから**です。しかし、これがカルキ臭となって水道水をまずくしていますし、**残留塩素の濃度が高くなれば、人体にも悪影響が出る**可能性があります。

ただし、**煮沸することでこの残留塩素も除去**することができます。東京都立衛生研究所によると、「**残留塩素は不安定な物質なので、4〜5分沸騰させれば、90％以上取り除けるはず**」とのことです。つまり、煮沸することによって、トリハロメタンも残留塩素もかなり除去できるということです。

21

水道水中の残留塩素やトリハロメタンなどの有害物質は、市販の浄水器である程度除去できる。蛇口直結型、据え置き型、ポット型があるので、各家庭に合ったものを選ぼう

蛇口直結型と据え置き型

水道水に含まれる残留塩素やトリハロメタンなどを除去するものとして、**浄水器**があります。実は私の家でも浄水器を使っています。おそらく東京都や大阪府、愛知県、あるいは私が住んでいる千葉県でも、浄水器を使っている家庭が多いと思います。というのは、いずれも河川の汚染が進んでいるため、消毒用塩素をたくさん投入しなけ

ればならず、水道水のカルキ臭がひどいからです。またトリハロメタンもほかの地域よりも多いと考えられるため、それを取り除く必要があるからです。

一般家庭で使われている市販の**浄水器**は、主に**蛇口直結型と据え置き型**とがあります。蛇口直結型は蛇口に付けられるコンパクトなもので、値段が安く、装着が簡単なため、使っている家庭が多いようです。しかし、小型なため、除去能力は据え置き型に比べると劣ります。

一方、据え置き型は、除去能力は高いのですが、それを置くスペースが必要であり、値段も蛇口直結型に比べると高めです。

活性炭、中空糸膜、イオン交換体

今の浄水器は、蛇口直結型にも据え置き型も、**活性炭と中空糸膜とイオン交換樹脂（繊維）またはセラミックを組み合わせたもの**です。**活性炭**は、脱臭・脱色作用があって、水道水が通過すると残留塩素やトリハロメタンを吸着・除去します。ただし、**細菌やカビが活性炭の中で繁殖し、水とともに出てくるという問題**がありました。

そこで登場したのが、**中空糸膜**です。**素材はポリプロピレンやポリエチレンなどの合成樹脂で、**特殊な加工によって**ひじょうに細かい穴**が開いています。この穴は**細菌やカビよりも小さい**ため、それらが引っ掛かって**水のみが通過**するという仕掛けです。

またイオン**交換樹脂（繊維）やセラミック**は、**溶解性鉛を除去**する能力があります。**古い水道管**には**鉛**が使われていたので、それが水道水中に溶け出すのです。鉛は有害で、**貧血の原因**となったり、**消化管や肝臓、神経に悪影響**をおよぼすといわれています。さらに体内に蓄積されると、**胎児や乳幼児の知能障害**を引き起こす恐れがあります。

法律で定められた除去対象物質

家庭用品品質表示法では、浄水器の除去対象物質を定めています。それは、次の13物質です。①遊離残留塩素、②濁り（雑菌、固形鉛など）、③クロロホルム、④ブロモジクロロメタン、⑤ジブロモクロロメタン、⑥ブロモホルム、⑦総トリハロメタン、⑧溶解性鉛、⑨農薬（CAT）、⑩カビ臭（2-MIB）、⑪テトラクロロエチレ

ン、⑫トリクロロエチレン、⑬1，1，1-トリクロロエタン

ちなみに家庭用品品質表示法は、消費者庁が管轄する法律で、家庭用品の品質について適正な表示を義務付け、消費者が正しい商品選択をできるようにして、損害をこうむらないようにするための法律です。この法律で対象になる家庭用品とは、繊維製品、合成樹脂加工品、電気機械器具、雑貨工業品で、具体的には政令で定められており、浄水器も雑貨工業品の一つとして対象になっているのです。

除去対象物質は、これまで私が問題にしてきたものです。すなわち、消毒用塩素が変化してできた**遊離残留塩素**、消毒用塩素と有機物が結合してできた**トリハロメタン**（クロロホルム、ブロモジクロロメタン、ジブロモクロロメタン、ブロモホルム）、地下水汚染を引き起こしている**有機塩素系溶剤のテトラクロロエチレン、トリクロロエチレン、1，1，1-トリクロロエタン**、そのほか**濁りや溶解性鉛、農薬のCAT、カビ臭**が対象になっています。

除去能力が表示されている

同法では、これらの13の対象物質について、除去能力を表示するように求めています。すなわちそれぞれの対象物質について、除去率が80%となる場合の水道水の流水量を表示するように求めているのです。

たとえば、遊離残留塩素について、水道水を２５００リットルろ過した際に除去率が80%になった場合、「遊離残留塩素（総ろ過水量２５００Ｌ　除去率80%　ＪＩＳ　Ｓ３２０１試験結果）」という表示になります。また、総トリハロメタンについて、水道水を１０００リットルろ過した際に除去率が80%になった場合、「総トリハロメタン（総ろ過量１０００Ｌ　除去率80%　ＪＩＳ　Ｓ３２０１試験結果）」という表示に。なお、「ＪＩＳ　Ｓ３２０１試験」とは、家庭用浄水器試験方法の国家規格です。

ここで、**総ろ過水量が大きい値のほうが、浄化能力が高い**ということになります。除去率80%になるまでに、それだけ多くの水道水をろ過することができたということだからです。一般に据え置き型の場合、蛇口直結型に比べて活性炭の量が多いので、それだけ多くの遊離残留塩素や総トリハロメタンを吸着・除去できるため、能力は高いことになります。

各浄水器のパッケージには、**除去対象物質13について**、それぞれ**総ろ過量や除去率が表示**されています。**さらに製品によっては、鉄（粒子状）やアルミニウム（中性）の除去率も表示**されています。これらは、浄水器協会が定めた除去対象物質です。それらを見て**なるべく能力の高いものを**、財布と相談しながら購入するとよいでしょう。

ポット型浄水器の選び方

浄水器にはこのほか**ポット型**があります。ポットに水道水を入れると、中に装着された**浄水カートリッジ**によって水がろ過されて、残留塩素やトリハロメタンなどが除去されるというものです。カートリッジは、**活性炭と中空糸膜とセラミックを組み合わせたもの**、あるいは**活性炭とイオン交換体を組み合わせたもの**などがあります。

ポット型の場合、水道水を注いで冷蔵庫に入れておくと、数分で浄化され、冷たい水を飲むことができます。また、**蛇口に装着する手間がいらない**ので、簡単に使うことができます。

ポット型の場合も、家庭用品品質表示法で13の対象物質について、表示するように求められています。同様に除去率が80％となる場合の水道水のろ過量が表示されています。**ろ過量が大きいほど、浄化能力は高い**ことになります。たとえば、「遊離残留塩素　総ろ過水量　２００L　除去率80％　ＪＩＳ　Ｓ３２０１試験結果」とは、２００リットルの水道水をろ過した際に、遊離残留塩素の除去率が80％になるということです。

パッケージには、それぞれの対象物質について、**除去率が80％になる「総ろ過水量」が表示されているので、それを参考に製品を選べばよい**でしょう。

なお、**夏場にシャワー**を浴びると、**塩素臭が強く、不快**な思いをすることがあります。そんな場合、**シャワー用の塩素除去グッズ**（東レの「トレシャワースリム」など）が、電気量販店などで売られているので、それを利用するとよいでしょう。

22

我が家の水道水浄化法は、アルカリイオン浄水器で残留塩素やトリハロメタンを取り除き、さらに煮沸させること

アルカリイオン浄水器の仕組み

千葉県の北部に位置する町にあるわが家の水道水は、水源となっている印旛沼や利根川下流が汚染されているためか、大量の消毒用塩素が投入されているらしく、強いカルキ臭と薬っぽい味がします。ですから、とてもそのまま飲むことも料理に使うこともできません。そこで、アルカリイオン浄水器（整水器）で浄化しています。ちな

みに、**三菱レイヨンの［02クリンスイアルカリAL001］（据え置き型）**という製品です。

アルカリイオン浄水器は、据え置き型の浄水器とアルカリイオン水生成器を組み合わせたものと考えればよいでしょう。つまり、まず活性炭、イオン交換樹脂（繊維）あるいはセラミック、中空糸膜を組み合わせた浄水カートリッジを水道水が通過することで、遊離残留塩素やトリハロメタンなどが除去されます。

次に電気的に水道水が、アルカリイオン水と酸性水とに分離されます。**（図6参照）**のようにマイナスの電極には、プラスの電荷を帯びたカルシウムイオン、ナトリウムイオン、マグネシウムイオンなどが集まります。一方、プラスの電極には、マイナスの電荷を帯びた塩素イオンや硫酸イオン（SO_4^{2-}）などが集まります。こうした水に溶けているイオンが分かれて集まるのです。

〈図6〉アルカリイオン浄水器（整水器）の仕組み

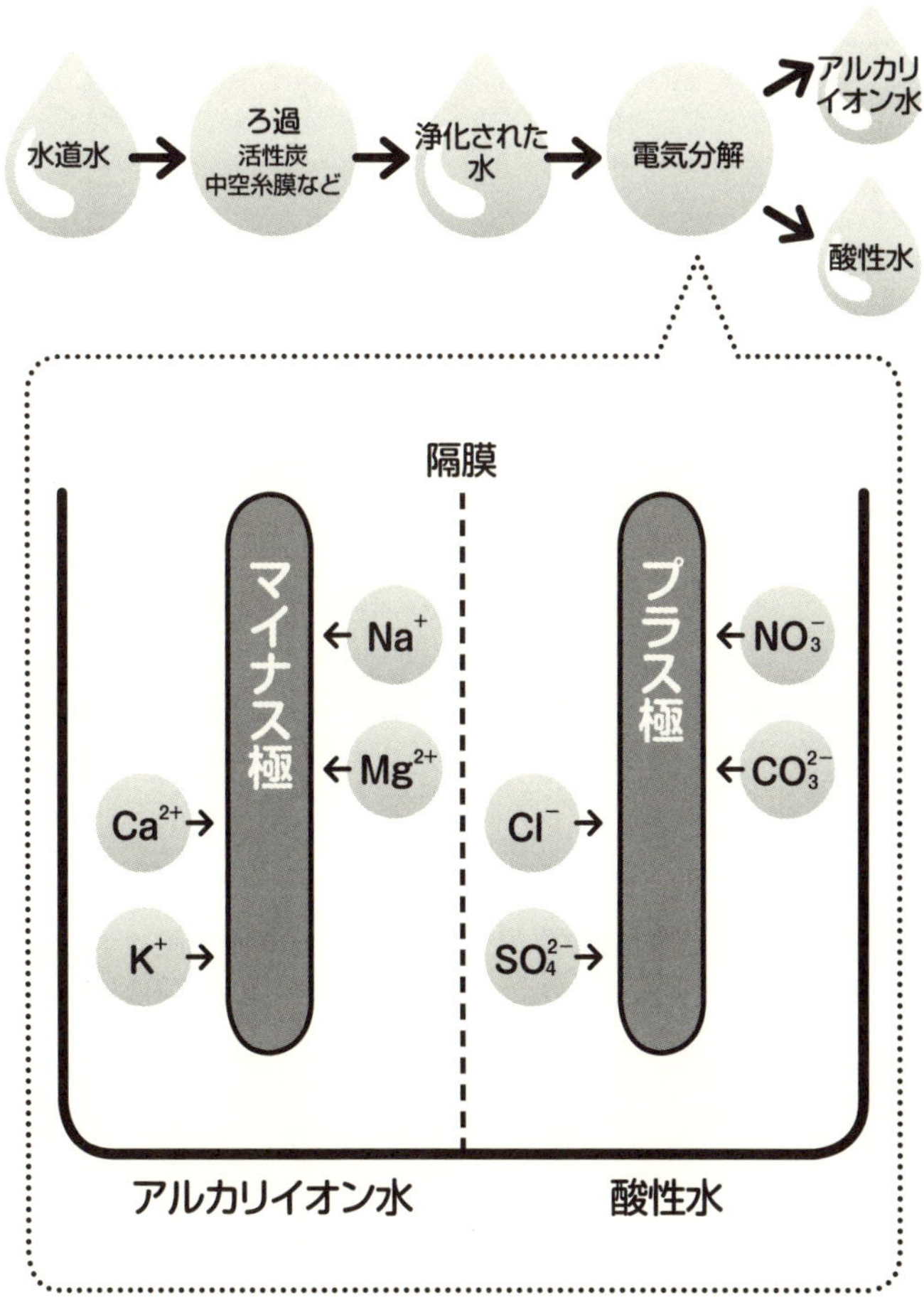

残留塩素がほぼ完全に除去

実は以前は、通常の据え置き型の浄水器、すなわち活性炭と中空糸膜を組み合わせたものを使っていました。ところが、ある程度カルキ臭は除去できるのですが、多少残ってしまうのです。とくにカートリッジの使用期間が長くなると、カルキ臭が強くなります。そんな時、地方に行った際にアルカリイオン浄水器を通した水を飲んで、カルキ臭が全くしないことに驚きました。そこで、自分でもアルカリイオン浄水器を購入して、家庭で使うことにしたのです。

アルカリイオン浄水器を使うと、**電気的な処理**によって**塩素がほぼ完全に除去**されるので、**カルキ臭は全くなく、塩素の味もしません**。また、**活性炭も**付いているので、それによって**トリハロメタンも除去**されます。ただし、そのまま飲むと、多少胃に違和感を覚えるので、**さらにやかんに入れて沸騰**させて、それを**数分続けて**から、飲むようにしています。お米を焚いたり、カレーや煮物などの料理を作ったりする場合は、アルカリイオン浄水器を通した水をそのまま使っています。

アルカリイオン浄水器から出てくる水は、アルカリイオン水と酸性水に分かれます。利用するのはアルカリイオン水ですが、それらにはプラスの電荷を帯びたカルシウムイオンやマグネシウムイオンなどが多く含まれます。したがって自然の水とは違います。そのため最初は「長期間飲んでも大丈夫なのか？」という不安が多少ありましたが、すでに15年以上飲み続けていて、体に不調を感じるということはありません。したがって、これからもアルカリイオン浄水器を使っていきたいと思っています。

できるだけ汚染物質を含まない水を！

私たちが毎日食べている**食品**には、**食品添加物や残留農薬、抗生物質**など安全性に問題のある**化学物質が数多く含まれて**います。そして、それらが**胃や腸などを汚染**しています。それを私たちは**水を飲むことで洗い流して**いる面があります。

しかし、その**水自体が有害物質で汚染**されていた場合、胃や腸を洗うどころか、**さらなる汚染**を生じさせることになります。したがって、**毎日飲む水**はできるだけ**清浄**なものが望まれます。そこで、私は水道水をアルカリイオン浄水器に通し、さらに沸騰させることにしているのです。

また、**人間の体は60～70％が水**でできています。そして、その多くは**飲料水で補われています。その飲料水が汚染**されていたのでは、**体も汚染される**ことになり、**細胞も汚染される**ことになります。**それが続けば、様々な障害が出てくる可能性**があります。したがって、飲料水はできるだけ汚染の少ないものにすべきでしょう。

生水を飲まなくても大丈夫⁉

ところで「沸騰させた水だけを飲んでいて問題ないのか？ 生水を飲む必要はないのか？」という疑問をお持ちの方もいるかもしれません。しかし、その心配はいらないでしょう。

水道水には、残留塩素などのほかに**カルシウムやマグネシウムなどのミネラルが含まれていますが**、それらは**沸騰させても蒸発するということはありません。**溶け込んでいる二酸化炭素や酸素は失われますが、それらが含まれていなくてもとくに問題はないでしょう。

第5章
水とがんとの関係

23

傷ついた遺伝子を修復することができず、また、がん細胞を破壊する機能が働かなくなった時、がんは発生すると考えられる

水道水とがんとの関係

水道水には、**発がん性のあるトリハロメタン**が含まれています。その量はｐｐｂレベルと微量ですが、発がん性物質の場合、放射線と同様にしきい値（これ以下なら安全という数値）が存在しませんので、**ごくごく微量でも危険性**があります。すなわち、**細胞の遺伝子を壊したり、変形**させたりすることによって、**突然変異**を引き起こし、

異常な細胞を生み出してしまうのです。そして、**異常細胞はがん細胞になる可能性**があります。したがって、**発がん性物質はできるだけ摂取しないように**心がけたほうがよいのです。

現在、日本ではがんによって死亡する人は3人に1人と、死亡原因のトップです。また、がんを発病する人は2人に1人といわれています。これは、**2014年に国立がん研究センター**が発表した、**男性の60％、女性の45％ががんを発病**しているというデータに基づくものです。

がんは、体の正常な細胞の遺伝子が破壊されたり、変形したりするなどして突然変異を起こし、その結果、細胞ががん化することで発生します。そして、**細胞に突然変異を引き起こす**主な**要因**は、**放射線、ウイルス、化学物質**であることがわかっています。

放射線とウイルスによって起こるがん

放射線ががんを起こすことは、広島や長崎で原爆によって被曝した人を調査することで明らかになっています。被曝した人の中から早い時期に白血病の患者が出ました。また、そのほかの人の場合も、高齢化してがん年齢になった時に被曝しなかった人よりも高い割合でがんになっていることがわかっています。透過した放射線によって、遺伝子が破壊されて突然変異を起こし、細胞ががん化すると考えられています。

次にウイルスですが、血液のがんの一種である成人T細胞白血病は、ウイルスが原因であることがわかっています。このがんは、日本人に多いがんで、リンパ球の一つのT細胞ががん化して、全身の臓器に広がるというものです。また、B型肝炎ウイルスとC型肝炎ウイルスは肝臓がんの原因とされています。これらのウイルスは、肝臓に炎症を引き起こし、それが慢性肝炎となり、そして、肝硬変となり、さらに肝がんになるとされています。

このほか、女性の子宮頸がんについては、ヒトパピローマウイルスが原因とされています。このがんは、膣と子宮をつなぐ子宮頸部にできるがんで、子宮内部にできる子宮体がんとは区別されています。性行為によって、ウイルスに感染し、それが原因で子宮頸部ががん化するとされています。

化学物質ががんの最大の原因⁉

もう一つの原因である**化学物質**ですが、動物にがんを起こす化学物質は、ひじょうにたくさん知られています。ラットやマウス、ウサギなどに化学物質を投与して、がんが発生するかしないかを調べることで、発がん性がないかあるかを調べることができるからです。また、人間にがんを引き起こす化学物質も、ベンゼンや塩化ビニルなど少ないながらわかっています。

がんの原因の中でも、この**化学物質の影響**がかなり**大きい**と考えられます。なぜなら、**現代の私たちは、発がん性のある化学物質を毎日摂取**しているからです。**自動車の排気ガス**には、**ベンゼンやニトロピレンなどの発がん性物質**が含まれており、それが空気中に拡散しています。それらを私たちは**毎日微量とはいえ吸い込んで**います。

また、**水道水**の中には、**発がん性のあるトリハロメタン**が含まれています。さらに、**食品には食品添加物や残留農薬**が含まれています。このほか、私たちの身の回りには**抗菌剤、殺虫剤、香料、揮発性有機化合物（VOC）などの化学物質が満ち溢れてお**

り、それらの中には発がん性のあるものがあります。

つまり、私たちは空気や水、食品とともに多くの発がん性物質を毎日摂取しており、それらによってがんになる確率が高まっていると考えられるのです。したがって、**がんを予防するためには、遺伝子を突然変異させて細胞をがん化させる化学物質を摂取しない**ように心がけることが、とても重要なのです。

修復される遺伝子

ところで、私たちが発がん性のある化学物質を摂取しているにもかかわらず、すべての人ががんにならないのは、人間の体ががんを防ぐための機能を持っているからと考えられます。

細胞の遺伝子は、放射線や化学物質などの影響を受けて狂いが生じて突然変異を起こしますが、**遺伝子はそれを修復する**働きを持っているのです。

そして、狂いが生じると、常に**正しい構造に修復**されているのです。これを「**DNAの修復**」といいます。たとえば、DNAの四つの塩基のうちの一つが、化学物質の影響で変化すると、それを切り取って除去したのち、空いたところに改めて正常な塩基を補充して、ＤＮＡを正常にすることができるのです。

ところが、**突然変異を起こす要因が多すぎると、修復が間に合わなく**なってしまい、**異常な細胞**が生まれて、さらにそれが**がん細胞になる**と考えられます。

ただし、これだけではがんは発生しません。**体の「免疫」ががん細胞を破壊しているから**です。

がん細胞と免疫

「免疫」は、ウイルスや細菌などの「外敵」を攻撃して、体を守るシステムですが、それは、がん細胞にも作用するとされています。ですから、放射線やウイルス、化学物質などの影響でがん細胞が誕生しても、**免疫が機能していれば**、それを攻撃して**駆逐することができる**わけです。

しかし、遺伝子に害作用をもたらす要因があまりにも多すぎると、遺伝子の修復が間に合わずにがん細胞が発生し、さらに、がん細胞の発生があまりにも多すぎて、免疫が破壊し切れないとなると、当然ながらがん細胞が残ってしまうことになります。そして、それが増殖して、ついにがんが発生すると考えられます。

したがって、**がんを防ぐ**ためには、**遺伝子を突然変異させる要因をできるだけ減らす**ことがひじょうに**重要**になるのです。その具体的な方法が、**発がん性のある化学物質の摂取を減らす**ことなのです。

24

ハムやソーセージなどの加工肉を多く食べると大腸がんの発生リスクが高まることが判明。では、水道水との関係は!?

大腸がんのリスクを高める加工肉

国立がん研究センターのがん統計予測（2014年）によると、がん患者全体に占める大腸がん患者は男性では6％で、胃がん、肺がん、前立腺がんに次いで第4位、女性では15％で、乳房がんに次いで第2位といずれも上位を占めています。大腸はご承知の通り、食道、胃、小腸に次ぐ食べ物や水の通り道ですが、それらに発がん性物質が含まれていれば、当然ながら大腸の細胞はその影響を直接受けることになります。したがって、**大腸がんは食べ物や飲料水と密接な関係**があると言えます。

2015年10月26日、世界保健機関（WHO）の国際がん研究機関（IARC）は、「ハムやソーセージなどの加工肉を食べると、大腸がんになりやすくなる」というショッキングな発表を行いました。これらの**加工肉を1日50g食べる**と、結腸や直腸がんになる**リスクが18%高まる**というのです。

ニトロソアミン類が原因と考えられる

ハムの原材料はご承知のように豚肉です。豚肉にはミオグロビンなどの赤い色素が含まれていて、それは時間が経つと酸化して黒っぽく変色してしまうため、しだいにハムは茶色っぽくなってしまいます。**メーカー側**は、「この色では売れない」と考えているようで、それを防ぎ、**ピンク色に保つため**に、食品添加物の一つである**発色剤の亜硝酸Na（ナトリウム）を添加**しています。亜硝酸Naは反応性が高く、ミオグロビンなどと反応して、鮮やかな赤い色素を作ります。そのため、黒ずむことがなく、美しい色を保つことができるのです。

ところが、**亜硝酸塩Naは、肉に多く含まれるアミンという物質と反応**して、**ニトロソアミン類という物質に変化**することがあります。この物質には**強い発がん性**があります。ニトロソアミン類は、**酸性状態の胃の中でできやすい物質**のため、**体内でそれができる可能性が高い**のです。また、**ハム自体にニトロソアミン類が含まれていることも**あります。

さらに、**ハムに含まれるたんぱく質**は消化管で各種のアミノ酸に分解されますが、その一部が**腸内細菌の働きでアミンへと変化する**ため、**大腸でもニトロソアミン類が作られる**のです。その結果、ニトロソアミン類の影響によって、がんが発生しやすくなると考えられるのです。

ハムと同様にウインソーセージやベーコンにも発色剤の亜硝酸Naが添加されています。ですから、発がん性のあるニトロソアミン類が発生することになります。したがって、亜硝酸Naが添加されたウインナーソーセージやベーコンを食べ続けることでも、がんになるリスクが高まることになるのです。

水道水が発がんを助長!?

さらに飲料水としている水道水に、発がん性のあるトリハロメタンが含まれている場合、大腸がんになるリスクはいっそう高まると考えられます。ニトロソアミン類に加えて、**トリハロメタンも大腸の細胞に直接作用して、細胞が突然変異を起こすリスクを高める**と考えられるからです。

ニトロソアミン類だけなら、遺伝子の修復作用が働いたり、免疫細胞によるがん細胞の破壊が行われて、がんは発生しないが、そこに**トリハロメタンが加わることで、がん細胞がたくさん発生し、防御機構ががん細胞を除去し切れずに、結果的にがんが発生する**ということも考えられます。

ですから、**水道水中のトリハロメタンを除去する**ということは、**とても重要**と考えられるのです。**トリハロメタンは揮発しやすい物質**なので、沸騰させることでかなり除去できます。ただし、**沸騰したらすぐに火を止めるのではなく、沸騰を2～3分くらい続けてから、火を止める**ようにしてください。

25

たらこや明太子などの塩蔵魚卵を多く食べる人ほど胃がんの発生率が高まるという調査結果がある。では、水道水との関係は!?

塩蔵魚卵が胃がんを起こす!?

前出の国立がん研究センターのがん統計予測（2014年）によると、**男性**の場合、**胃がん**患者はがん患者**全体の18%**と、肺がん患者18%と並んで**第1位**です。また、女性の場合、胃がん患者は11%と第3位です。

胃も大腸と同様に食べ物や**水が通っていく臓器**です。したがって、それらに発がん性物質が含まれていれば、胃の細胞が影響を受けて、がん化することが考えられます。
つまり、男性も女性も胃がん患者が占める割合が高いのは、**水や食べ物が化学物質で汚染され、それが原因で細胞ががん化するから**と考えられます。

世界保健機関（WHO）の国際がん研究機関（IARC）が、2015年10月に「加工肉を食べると、大腸がんになりやすくなる」という発表を行いましたが、実は胃がんについても似たようなデータがあるのです。それは、国立がん研究センター「がん予防・検診研究センター」の津金昌一郎センター長らが行った疫学調査です。

同センター長らは、40～59歳の男性約2万人について、約10年間追跡調査を行いました。その結果、**食塩摂取量の多い男性ほど胃がんの発生リスクが高い**ことがわかり、とくにたらこや明太子、いくらなどの**塩蔵魚卵を頻繁に食べている人**ほど**発生リスクが高かった**のです。

胃がん発生率が2・44倍に

この調査では、塩蔵魚卵を「ほとんど食べない」「週に1～2回」「週3～4日」

「ほとんど毎日」に分類しました。そして、それぞれのグループの胃がん発生率を調べたのです。その結果、「ほとんど食べない」人の胃がん発生率を1とすると、「週に1〜2日」が1・58倍、「週3〜4日」が2・19倍、そして「ほとんど毎日」は2・44倍にも達していたのです。つまり、塩蔵魚卵をたくさん食べている人ほど発生率が高くなるという、比例関係になっていたのです。つまり、塩蔵魚卵が胃がんの発生率を高めているということほぼ間違いないということなのです。

その理由について、津金センター長は「**塩分濃度の高い食品は粘液を溶かして**しまい、**胃粘膜**が強力な酸である胃液による**ダメージ**をもろに受けます。その結果、胃の炎症が進み、ダメージを受けた胃の細胞は**分裂しながら再生**します。そこに、食べ物などと一緒に入ってきた**発がん物質が作用**して、**がん化**しやすい環境を作るのではないかと推測されています」（津金昌一郎著『がんになる人　ならない人』講談社刊）と分析しています。

ニトロソアミン類が胃に作用

つまり、食塩を多くとることで胃の粘膜が荒れてしまいます。しかし、粘膜は再生されますから、これでがんが発生するわけではありません。ところが、**再生する際**、すなわち**胃粘膜の細胞が分裂する際**に、**何らかの発がん物質が作用**することによって、**がんができやすく**なるということなのです。

その「発がん物質」とは何か？　そこで注目されるのが、たらこ・明太子、いくらに発色剤として使われている**亜硝酸Na**なのです。

なぜなら、それがハムやウインナーソーセージの場合と同様に、**発がん性のあるニトロソアミン類に変化するから**です。

明太子の原料となるたらこ、あるいはいくらには、筋肉色素のミオグロビンなどの赤い色素が含まれています。

ところが、時間が経つとそれは酸化して黒ずんでいきます。

そこで、亜硝酸Naが添加されるのです。亜硝酸Naはミオグロビンと反応して、ニトロソミオグロビンになります。これは鮮やかなピンク色なので、きれいな明太子やたらこ、いくらであり続けるわけです。

トリハロメタンの除去が大切

しかし、亜硝酸Naは反応性が高いため、たらこやいくらに含まれるアミンとも反応してしまいます。**アミンは窒素を含む物質で、植物や動物の体内に含まれ、とくに魚卵、魚肉、食肉に多く含まれて**います。ちなみに、アドレナリンやノルアドレナリンなどのホルモン、アレルギー物質として知られるヒスタミンなどもアミンの一種です。

ニトロソアミン類は、酸性条件下の胃の中でできやすいことがわかっています。つまり、**亜硝酸Naとアミンが胃の中に入ってくると、ニトロソアミン類が発生**しやすいのです。

それが毎日続けば、胃の粘膜細胞ががん化する確率が高まります。その結果、塩蔵魚卵を毎日食べる人は、胃がんなる割合が高くなると考えられるのです。

胃も大腸と同様に、ニトロソアミン類だけなら遺伝子の修復作用が働いたり、免疫細胞によるがん細胞の破壊が行われて、がんは発生しないかもしれませんが、そこに

トリハロメタンが加わることで、**がん細胞がたくさん発生**し、結果的に**がんが発生**するということも考えられます。

したがって、大腸がんと同様に胃がんについても、発生を防ぐには、**水道水中のトリハロメタンを除去**するということが大切と考えられるのです。

26

もしがんと診断されても、慌ててはいけない。本当のがん＝悪性腫瘍か、あるいはそれほど心配のない単なる腫瘍かを見極める必要がある

本当のがんか疑え

日本では、胃がんや大腸がん、さらに肺がんや前立腺がん、乳がんなどがとくに多いがんですが、前述のように**男性の60%、女性の45%が何らかのがんを発病しているという状況**になっています。そのため、新聞やテレビでも、2人に1人ががんを発病していることが当たり前のように言われています。しかし、一括りにがんと

いってもそれらには様々な状態があり、本当にがんと言えるのか、疑われるケースも多いようです。

『医者に殺されない47の心得』の著者である近藤誠医師（元慶應義塾大学医学部講師）は、**がんと診断されているケースの多くは「本当のがんではない」**、すなわち**「がんもどき」であると主張**しています。とくに、乳がんと前立腺がんの9割以上は、「がんもどき」であると指摘しています。

がんとは、悪性の腫瘍のことです。腫瘍は、正常な機能を失った細胞の塊《かたまり》です。それには悪性とそうではないものがあって、悪性の場合を「がん」というのです。悪性でない場合は、単なる腫瘍です。ちなみに医学界では、「良性腫瘍」という言葉がよく使われていますが、これは「よい腫瘍」とも受け取られ、誤解を招く恐れがあります。腫瘍は、正常な機能を失った、異常な細胞の塊であり、「よいもの」ということはあり得ません。ですから、「良性」ではなく、「悪性ではない」という表現が正しいといえます。

悪性でない腫瘍は怖くない

腫瘍の原因は、放射線、ウイルス、化学物質、紫外線などであることがわかっています。それらが**細胞の遺伝子を壊したり、変形させたり**すると、細胞分裂の際に**突然変異**を起こし、**異常な細胞**になってしまいます。これは、本来の細胞の機能を果すことができないものです。これが**腫瘍細胞**であり、その塊が「**腫瘍**」です。

しかし、**悪性でない腫瘍**であれば、**それほど問題はありません。一定の大きさで留まり**、臓器を機能不全に陥れることはないからです。また**転移することもなく**、他の臓器を侵食することもないからです。近藤医師は、この悪性でない腫瘍を「がんもどき」と呼んでいるのです。

一方、**悪性の腫瘍は、際限なく増殖**して、**正常細胞を侵食し、臓器を機能不全に陥れて**しまいます。また、**転移して他の臓器で増殖し**、それを**機能不全**にしてしまいます。その結果、人を死に追いやるのです。これが、がんです。

悪性か悪性でないかの判断は難しい

腫瘍が悪性か、悪性でないかを判断するのは、なかなか難しいようです。以前、岩手県に行った際に、開業医の方々と懇談する機会があったのですが、悪性かどうかを判断できるのか質問したところ、内科医は「判断できる」と答えましたが、脳外科医は「判断できない」と答えました。また、近藤医師も、「がんの見極めは、とても難しい」と述べています。

あるケースを紹介しましょう。**知人の元テレビディレクター（男性、54歳）は**、都内の大学病院で前立腺がんと診断され、検査のために肛門から金属の棒を入れられたところ、翌日から腰に激痛が走り、歩けなくなってしまったといいます。前日まで普通の生活をしていたにもかかわらずです。そのため、「このままではがん治療で死んでしまう」と考え、**治療を拒否**しました。そして、**自然な食事を心がけるようにしたところ、体調は回復し、今ではがんは消失した**とのことです。

この知人の場合、実際はがんではなく、悪性でない腫瘍であった可能性が高いといえます。前述のように近藤医師も、前立腺がんの9割以上は「がんもどき」であると指摘しています。

川島なお美さんは本当にがんだったのか？

さらに、２０１５年に54歳という若さで肝内胆管がんで亡くなった川島なお美さんの場合も、本当にがんだったのか、疑わしいようです。実は川島さんは、近藤医師にセカンドオピニオンを求めていました。近藤医師は川島さんとのやりとりを、インタビューに答える形で『文藝春秋』、２０１５年11月号で述べています。それによると、川島さんは都内のある病院でのＭＲＩ検査で、肝臓に２cmほどの影が確認されたといいます。つまり、腫瘍が見つかったということです。そして、担当医に手術を勧められたといいます。

しかし、その腫瘍は悪性か、悪性でないかわからなかったようで、川島さんは手術を拒んだといいます。そして、近藤医師にセカンドオピニオンを求めてきたのです。

近藤医師は、「川島さんがＤＶＤに入れて僕のところに持ってきた検査画像では転移の所見は認められなかった」と述べています。がんとは、増殖を続けて正常細胞を侵食し、また転移して他の臓器をも侵食する腫瘍のことです。その意味では、「**転移がない**」ということは、**がんではない可能性**があるということです。

そこで、近藤医師は、**ラジオ波焼灼《しょうしゃく》術という治療法**を薦めたといいます。これは、ラジオ波を患部に照射して、がんを焼き切ってしまうというものです。しかし、結局のところ、川島さんは**がんを切除する手術**を受けて、その後なくなってしまったのです。

悪性か、悪性でないかを十分確認

現在、**日本では2人に1人ががんを発病**しているといわれていますが、私の知人や川島なお美さん、また近藤医師の指摘を総合すると、それらの多くは実際にはがんではなく、**悪性ではない腫瘍である可能性**があります。それをがんと診断され、**手術や抗がん剤の投与などによって、**結果的に**命を落としているケース**が少なくないのかもしれません。

したがって、**もしがんと診断されても、その言葉を鵜呑みにしないほうがよい**でしょう。がんではなく、悪性ではない単なる腫瘍である可能性があるからです。

腫瘍が悪性か、悪性でないかを判断するのは難しいですが、少なくとも**セカンドオピニオンやサードオピニオンを求め、悪性か悪性でないのかを十分に確認する必要があるでしょう。**

そうしないと取り返しのつかないことになりかねません。なにしろ、直接命にかかわることですから。

第6章

水と血管障害やその他の病気との関係

27

心筋梗塞、狭心症、脳梗塞などの致命的な血管障害は、「血管が詰まりやすくなって」起こる。それを防ぐためには、まず「水分を十分に補給する」必要がある

血しょうの約90％は水

私たちの体の臓器や組織は、すべて血液によって送られてくる酸素と栄養によって**維持**されています。ですから、**もし血液の流れがストップ**すれば、酸素と栄養が届かなくなり、**臓器や組織は壊死**してしまいます。

人間の**全血液の重量は**、**体重の約13分の1**にもなります。たとえば体重が65kgの

人の場合、約5kgが血液ということです。血液は、赤血球、白血球、血小板などの血球と血しょうからできています。血しょうは、栄養素や電解質を含んでいる液体成分です。血液の40〜45%を血球が占めており、残りの55〜60%が血しょうです。

血しょうは、**各種の栄養素を体の隅々にまで送り届ける**という**大変重要な役割**をしていますが、**その約90%は水**なのです。**それにたんぱく質、脂質、ぶどう糖、電解質(ナトリウム、カリウム、カルシウムなど)、尿素、アンモニア**などが溶けて、**血しょうが構成**されているのです。したがって、**血液を正常に維持するためには、常に体内に水を供給することが必要**なのです。

血管障害で4人に1人が死亡

ところで、現在死亡原因のトップはがんですが、**第2位は心疾患**です。具体的には心筋梗塞や狭心症、不整脈などで死亡します。第3位は肺炎です。そして、**第4位は脳血管疾患**で、脳出血や脳梗塞、くも膜下出血などで命を落とします。

第2位の心疾患と第4位の脳血管疾患は、どちらも血管が障害を起こすことによって起こる病気です。ですから、血管障害といえます。これらによって、4人に1人が死亡しています。

なお、がんとこれらの血管障害による死亡者を合わせると、2012年の場合、年間死亡者の54・2%に達します。ですから、**元気に長生きするためには、これらの病気をいかに予防するかが、重要なポイント**となるのです。

心筋梗塞は心臓の筋肉に栄養と酸素を送っている冠状動脈が詰まって、血液が流れなくなり、心臓の機能が低下して起こる病気です。心臓の機能が極端に低下したり、心臓が停止したりした場合、死に至ります。狭心症は、冠状動脈の血液の流れが悪くなって、心臓の機能が低下してしまう病気です。

また、脳梗塞は、脳内の血管が詰まって、血液がストップし、その先の脳細胞が壊死してしまう病気です。

水分を十分補給して血栓を予防

血管に何らかの**炎症**が起きると、それを**修復**しようと**コレステロールや血小板**が集まってきます。それが**血栓**となって**血管を塞ぐ**ため、血液の流れが悪くなって、**梗塞が発生**すると考えられています。それが心臓に栄養を送っている冠状動脈に発生したのが心筋梗塞、脳の血管に発生したのが脳梗塞です。

また、血液中の水も血栓の形成に大きく関わっています。つまり、**血液に十分な水が供給されないと、血液に溶けているたんぱく質、脂質、ぶどう糖などの濃度が高まって、血液の粘性が高まってしまいます**。すると、**血液の流れが悪く**なって、**血栓**ができやすくなってしまうのです。したがって、毎日**十分な水**を体に**供給してやる必要**があるのです。

人間の体は60～70％が水でできており、**1日に約2・3リットルの水が、尿や汗などによって排泄**されています。ですから、**1日にそれだけの水を補給する必要**があります。ただし、水は食品にも含まれており、またそれが代謝することでも作られます。そのため、**飲料水として1日に必要な水は、1・2～1・5リットルくらい**になります。最低でも、この程度の水分は毎日補給するようにしたほうがよいでしょう。**できればもう少し多めに飲んだほうがよい**かもしれません。

また**寝るときには枕元にコップ**などに入れた水を用意しておき、**のどが乾いたら飲むように**しましょう。寝ている間に汗をかいて、体内の水分が失われてしまうので、それを補う必要があるからです。

お茶を飲んで血栓予防

ところで、昔から**緑茶**は健康によいとされて、多くの日本人に飲まれていますが、その効能の一つが、**コレステロールの過剰状態を防ぐ**ことにあるようです。健康食品について、その安全性や有効性に関する世界中のデータを分析している国立健康・栄養研究所の「『健康食品』の安全性・有効性情報」によると、お茶は、「**血中のコレステロールおよびトリグリセリド（中性脂肪）を低下させるのに経口摂取で有効性が示唆されている**」とあります。

ですから、**お茶（緑茶）を毎日飲む**ようにすると、コレステロールが過剰な状態にならないようになり、また、**中性脂肪も減らせる**可能性があるのです。さらに水分も補給することができます。ちなみに私は、毎日必ずお茶を飲んでいます。効果を期待してということもあるのですが、飲むと実際に体の調子がよくなるのです。うまく表現するのは難しいのですが、血の巡り、あるいは体の水分の流れがよくなったように感じられるのです。あくまでも感覚的なものですが……。

お茶にはポリフェノールの一種の茶カテキンやカフェインが含まれているので、それらの作用でそうした感覚になるのかもしれません。なお、お茶を買う際には、**有機の製品を購入することを**おススメします。**お茶**の場合、野菜と違って**洗うことができない**ので、農薬が残留していた場合、そのままお湯の中に溶け出すことになるからです。

私の場合、イトーヨーカ堂で小野園（東京都墨田区）の「鹿児島県産有機緑茶　深蒸し茶」を買って飲んでいます。値段は100gで559円（税込）ですので、通常のお茶とそれほど変わりません。

28

脳出血、くも膜下出血、大動脈破裂などの致命的な血管障害は、「水分を十分に補給」し、さらに「ゼラチンを積極的に摂る」ことで防ぐことができる!?

血管の破れを防ぐには

脳梗塞、心筋梗塞、狭心症という血管障害は、**血液の流れがストップしたり、悪くなったりして起こる病気**です。一方、血管障害の中には、脳出血、くも膜下出血、大動脈破裂のように**血管が破れることで発生する病気もあり、これらも致命傷となります**。最近では、俳優の阿藤快さんが、２０１５年11月に、大動脈破裂によって69歳で亡くなっています。

脳出血、くも膜下出血、大動脈破裂などは、**丈夫な血管を維持して、血液の流れをよくすることができれば、予防することができる**と考えられます。

そのためには、まず水分を十分摂る必要があります。水分が不足すると、血液中のたんぱく質や脂質、ぶどう糖などの濃度が高くなって、流れが悪くなり、詰まりぎみになってしまいます。ところが、血液は心臓から常に送られてくるので、血管壁に圧力がかかることになります。その結果、血管が破れやすくなると考えられます。

一方、**血管を丈夫にするため**には、**たんぱく質の一種のコラーゲンとビタミンCを摂取する**ことが、**最も現実的な方法**といえます。なぜなら、それらを摂取することで、血管壁を頑丈にすることができるからです。

血管は主にコラーゲンでできている

全身に張り巡らされた血管は、大きく三つに分類することができます。それは、**動脈、静脈、毛細血管**です。**血液を全身に送り出す動脈は、三層構造**になっています。

内側のほうから、内膜、中膜、外膜といわれています。内膜の表面には、内皮細胞がタイルのように敷き詰められていて、血液と接しています。

中膜は、平滑筋と繊維質で構成されています。そして、繊維質を作っているのがコラーゲンなのです。このほか、たんぱく質の一種のエラスチンも、繊維質を構成しています。

一番外側にある外膜は、主にコラーゲンおよびエラスチンから成る繊維質で、血管全体を保護しています。これらによって血管の弾力性が保たれているのです。

静脈も、その構造は動脈と同じで、内膜、中膜、外膜によって構成されています。ただし、動脈に比べて壁は薄くなっています。これは、動脈ほど内側から高い圧力が加わらないためです。

一方、毛細血管は、違った構造をしています。というのも、酸素と栄養を供給し、二酸化炭素と老廃物を受け入れるため、毛細血管は余計なものをつけず、内皮細胞と基底膜だけから構成されています。そして、基底膜は、コラーゲンなどによって構成されています。

したがって、**体内でコラーゲンが十分に生成されないと、動脈と静脈の中膜や外膜、毛細血管の基底膜が不完全な状態なって、血管がもろくなってしまいます。その結果、血管が破れて、脳出血、くも膜下出血、大動脈破裂などを起こすことになる**のです。

脳出血やくも膜下出血は、脳の壊血病！

ところで、**脳出血は、脳で発生した壊血病**という見方ができます。壊血病とは、歯肉や皮膚などの血管がもろくなって出血し、歯肉炎や貧血、全身倦怠、衰弱などに陥る病気です。これは、**ビタミンCの不足**によって起こります。昔は、遠洋航海の船員によく見られました。ビタミンCを含む野菜が食べられないために、発生したのです。

なぜ、ビタミンCが不足すると壊血病になるかというと、実は**血管壁を構成しているコラーゲンが生成されにくくなる**からです。**コラーゲン**は、**体のたんぱく質の約30％を占める**もので、**血管**のほか、**皮膚や軟骨、骨などに多く存在**しています。

そのコラーゲンの生成にビタミンCは不可欠なのです。したがって、**ビタミンCが不足すると、コラーゲンが生成されにくくなり、血管がもろくなって、毛細血管で出**

血が起こるのです。ですから、同じことが脳の血管で起これば、脳出血やくも膜下出血が発生することになるのです。

ゼラチンで血管を丈夫に！

脳出血を防ぐためには、**血管を丈夫**にすることが重要です。血管が丈夫になれば、おそらく、くも膜下出血や大動脈破裂の発生も減らせると考えられます。そのためには、**コラーゲンとビタミンCを十分に摂取する**ことが大切です。

コラーゲンを摂取するには、それを多く含む食べ物を食べるとよいでしょう。**摂取したコラーゲンは体内で分解され、グリシンやプロリンなどのアミノ酸となり、それらを原料としてコラーゲンが生産されやすくなります。**ちなみに、コラーゲンを多く含む食べ物は、**牛すじ、鶏の軟骨、鶏砂肝、鶏もも肉、鶏手羽先、鶏皮、豚レバー、豚スペアリブ、豚こま切れ、ハモの皮、ウナギ、鮭の皮**などです

また、**市販のゼラチンパウダー**でコーヒーゼリーやフルーツゼリーなどを作って食べるのもよいでしょう。みそ汁やカフェオレなどにゼラチンパウダーをそのまま入れ

て飲んでもＯＫです。

一方、**ビタミンＣは、１００mgが１日の所要量**とされています。ビタミンＣの多い食べ物は、イチゴ（１００g中に62mg）、キウイフルーツ（同69mg）、レモン（同１００mg）、みかん（同32mg）です。**みかんの中１個は１００g（可食部75g）**くらいなので、**約４個でビタミンＣが約１００mg**となります。

なお、**ゼラチンパウダー**について詳しく知りたい方は、**拙著『健康に長生きしたけりゃ　ゼラチンを食べなさい』（青志社）**をご参照ください。

29

「血管性認知症」は、「脳の血液の流れを良くすることで防ぐ」ことができる。アルツハイマー型認知症は、「炭水化物の摂りすぎに注意」したほうがよさそう

450万人以上が認知症

認知症も水と関係が深いといえます。水分を体に十分供給してやらないと、血液の粘性が高くなって、流れが悪くなります。それが、脳内の血管で起これば、脳細胞への酸素と栄養の供給が十分でなくなり、脳細胞の機能が低下します。その結果、記憶力が極端に低下したり、自分がどこにいるのかわからなくなったり、兄弟や顔を認識

できなくなるなどの認知症の症状が現れると考えられます。

認知症は年々増加しており、国民病とまで言われるようになりました。厚生労働省研究班は、2012年の時点で全国に約462万人の患者がいると推計しています。さらに、2025年には700万人を超えると予測されており、そうなると、高齢者の5人に1人が認知症ということになります。

血液の流れを良くして認知症を防ぐ

認知症の症状は、主に記憶障害、見当識障害（時間や場所、人物などの認識障害）、理解・判断力の低下、実行機能の低下などがあります。記憶力や認識力、判断力などは加齢とともに低下してくるものですが、日常生活に支障をきたすほどそれらが低下し、通常の生活を一人で送るのが困難になった状態が認知症といっていいでしょう。

認知症は、「**血管性認知症**」**と**「**アルツハイマー型認知症**」**とに大別**されます。**血管性認知症は、脳の血管障害によって起こる**といえます。つまり、脳の一部の血管が動脈硬化などを起こして血流が悪くなったり、ストップすると、その周辺や先の脳細胞に酸素と栄養が十分いかなくなり、細胞が壊れたり、機能が低下することによって、認知症の症状が現れるのです。

血管性認知症を起こさないためには、血液の流れをよくするようにすることが重要です。そのためには、まず毎日体にとって必要な**水を十分に摂取**することが大切です。その際には、**お茶**を飲むことで**水分を補給**することがよいかもしりません。

前述のように、**お茶はコレステロールや中性脂肪を低下**させる効果が示されていますが、これは**脳血管の詰まりを防いで、血液の流れが悪くなるのを予防**してくれる可能性があります。また、**カフェイン**は神経を刺激するので、もちろん摂りすぎはよくないですが、**適度に摂れば、神経の働きをよくする可能性**があると考えられます。

アルツハイマー型認知症の原因は？

ところで、アルツハイマー型認知症はどうすれば防ぐことができるのでしょうか？

アルツハイマー型認知症は、脳が委縮してしまい、その結果、機能が低下して起こるものです。その原因はまだ解明されていませんが、**βアミロイドというたんぱく質**が多くできることで、発症すると考えられています。すなわち、そのたんぱく質が**脳に蓄積**することによって、**神経細胞から伸びたニューロン**、そして、**ニューロンから情報を受け取るシナプスが脱落**していき、**神経細胞が次々に壊れて**いって、その結果、**脳**がしだいに**委縮**してしまうというのです。

しかし、問題なのは、**なぜβアミロイドが増えてしまうのか**という点です。βアミロイドは、長い時間をかけて脳に蓄積されるといいます。ですから、アルツハイマー型認知症が発症するのは、高齢者が多いということになるのでしょう。

βアミロイドの蓄積に、インスリン分解酵素が関係しているということが言われています。これは、インスリンを分解する酵素ですが、また、βアミロイドを分解する働きも持っています。つまり、**インスリンが過剰に分泌**されると、それを分解するために**インスリン分解酵素が使われて**しまい、**βアミロイドを分解できなく**なってしまい、その結果、**βアミロイドが蓄積**されてしまうというのです。

炭水化物の摂りすぎに注意！

これはまだ仮説の段階のようで、はっきり確認されたわけではないようです。ただし、もし事実とすると、炭水化物の過剰摂取が関係してくることになります。

つまり、**炭水化物を過剰に摂取**すると、糖が増えて、それを処理するために**インスリンが多く分泌**されます。すると、**インスリン分解酵素が過剰に消費**されることになります。**その結果、βアミロイドが十分分解されずに蓄積されてしまう**ということです。

炭水化物の過剰摂取は、肥満や糖尿病の原因ともなります。したがって、**炭水化物を毎日過剰に摂取し続けるのは避けたほうが**よさそうです。

30

水道水中の残留塩素が、アレルギーの原因になることがある。アレルギーを防ぐためには、原因物質を取り除くことが大切

残留塩素が喘息の原因に

アレルギーと水とは関係あるのでしょうか？　まず一般に言われているのは、プールに入った際や入浴の際に、人によっては、アレルギーの一種の喘息を起こすことがあるということです。水道水中には残留塩素が必ず含まれており、さらにプールの水の場合、消毒薬の次亜塩素酸ナトリウムが投入されているので、それが原因で喘息を

起こす人がいるようです。

喘息は、咽頭部に入ってきた有害物質を体外に排出するための体の反応という見方ができます。つまり、有害物質が咽頭部に入ってきた場合、そのままであれば有害物質が肺の中に入っていってしまいます。これは体にとって好ましいことではありません。そこで、**体の免疫が機能して、咳を起こすことによって有害物質を体外に排出しようとする**のです。それが**結果的に喘息**となるのです。

したがって、**有害物質が咽頭部に入ってこないようにすれば、喘息は治まる**のです。有害物質を取り除こうとせずに、単に薬で喘息を抑え込むのはよくありません。

私も喘息になったことがある

実は私も喘息になったことがあります。それは、1994年の秋、ちょうど40歳の時でした。その頃、私は千葉県・八千代市に住んでいました。その市には住宅都市整備公団（当時）の団地があって、私は何回か応募して、何とか当選し、そこに住むことになりました。ただし、公団が指定してきた棟は、トラックのひじょうに多い国道

16号線のすぐそばに建っていました。

国道16号線の光景を見た時、私は公団に入居するのをためらいました。建物の部屋に排気ガスが漂ってきて、不快な思いをするのではないかと感じたからです。ただし、やっと当選したことだし、また団地の周辺は田園が広がっていて気持ちがよく、そして何より家賃が安いということがあったので、とりあえず入居することにしました。

しかし、そこに入居すると、心配していた通り、トラックの排気ガスが建物の周辺を常に漂っているような状態で、家の中にいてもどうも息苦しいような感じを受けていました。そして、そこに住んでから3か月ほどして、私は風邪をひいてしまいました。普通なら風邪をひいても3～4日で治るのですが、1週間経ってもいっこうに治りませんでした。そして、夜中に咳き込むようになってしまったのです。

その咳は一度出始めると、なかなか止まらず何回もくり返しました。止まっても、しばらくするとまた咳き込み始めるのです。それを夜中に何回もくり返すのです。そんな状態が何日も続きました。つまり、私は喘息になってしまったのです。

喘息は異物を排出する反応

喘息の症状はとても辛いものですが、それは異物を外に追い出すためのものといえます。つまり、咳によって気管支などの粘膜に付着した排気ガス中の有害物質を外に吐き出しているといえるのです。しかも、それらは気道が異常な状態になっていることを知らせる警告にもなっているのです。

つまり、人間の体は、喘息を起こすことによって体に入ってきてしまったそれらを外に排出しようとしているのです。

ただし、それは容易なことではないため、激しい咳となってしまい、結果的に本人は苦しい思いをせざるを得ないでしょう。

水道水中に含まれる残留塩素も体にとっては害のあるものなので、それが鼻やのどに入ってきた場合、免疫が反応して、それを体から排出しようとします。

その結果、喘息が起こると考えられるのです。その意味でも、残留塩素を除去することが大切なのです。

おわりに

「安全でおいしい水を飲みたい」と誰もが思っていることでしょう。それは当然なことです。**私たちの体は基本的には水でできており、健康を維持し、快適な暮らしをするためには、安全でおいしい水が必要**だからです。ところが、実際にはそうした水を手に入れにくい状況になっているのです。

日本では少し前まで、みんなが地下水を飲み水として利用してきました。つまり井戸を掘って地下水を汲み上げ、飲料水として利用したり、料理に使ったりしていたのです。しかし、都市化が進むにつれて、井戸水の利用は減っていき、水道水が普及し、各家庭ではそれを利用するようになりました。

これはある意味では仕方のないことなのかもしれません。都市部に人口が集中したことによって、地下水だけでは水の需要をまかなえない心配がありましたし、また地下水が汚染されて食中毒や感染症などが発生する心配もありましたから。

しかし、**水道水を供給するためには**、いわば必要悪である**消毒用塩素を使わなければなりませんでした**。その結果、水道水は安心して飲めないものになっています。とくに大都市部では。

かといって、昔のように各家庭が地下水を利用するというわけにもいきません。そこで、**水道水を安心して飲めるようにする工夫が必要**になってくるのです。私も15年以上その工夫を続けています。

現在、健康に不安を抱いている人、あるいは体調不良で悩んでいる人が増えています。そのため、健康食品やサプリメントなどの需要が伸びていますが、**体の根本である水がよくなければ**、おそらく**健康は維持できず、長生きもできない**でしょう。本書を参考にして、体によい水を飲むように心がけていただければ幸いです。

2016年5月

渡辺雄二

渡辺雄二　わたなべゆうじ

科学ジャーナリスト。1954年生まれ、栃木県出身。千葉大学工学部合成化学科卒業後、消費生活問題紙の記者を経て、82年からフリーの科学ジャーナリストとなる。執筆や講演で食品、環境、医療、バイオテクノロジーなどの諸問題を消費者の視点で提起し続けている。著書にミリオンセラーとなった『買ってはいけない』（共著、金曜日）、『食べてはいけないお弁当　食べてもいいお弁当』（だいわ文庫）、『体を壊す10大食品添加物』『体を壊す13の医薬品・生活用品・化粧品』（幻冬舎新書）、『お菓子の危険度調べました』（三才ブックス）、『危ない食品添加物ハンドブック』（主婦と生活社）、『がんになる29の添加物を食べずに生きる方法』（宝島社）、『食べるなら、どっち!?』（サンクチュアリ出版）、『アレルギーを防ぐ37の真実』『健康に長生きしたけりゃゼラチンを食べなさい』『80歳まで健康に生きる36の秘訣』『子どもと添加物　33のポイント』（小社刊）などがある。

水の不安をなくす30の知恵

発行日　2016年5月26日　第1刷発行

著　者　渡辺雄二
編集人
発行人　阿蘇品蔵
発行所　株式会社青志社
〒107-0052 東京都港区赤坂6-2-14 レオ赤坂ビル4F
（編集・営業）Tel：03-5574-8511　Fax：03-5574-8512
http://www.seishisha.co.jp/

印　刷
製　本　株式会社ダイトー

ISBN 978-4-86590-026-2 C0095

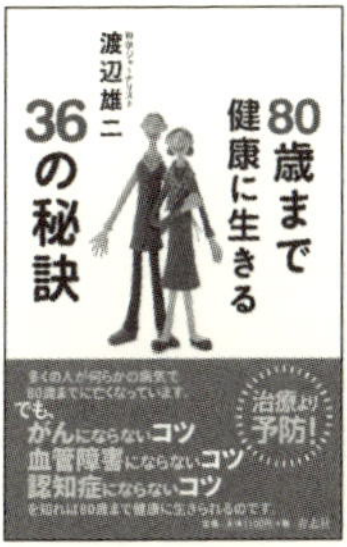

治療より予防！

80歳まで健康に生きる 36の秘訣

本体価格 1,100 円＋税

多くの人が何らかの病気で 80 歳までに亡くなっています。でも、がんにならないコツ、血管障害にならないコツ、認知症にならな いコツを知れば 80 歳まで健康で生きられるのです。

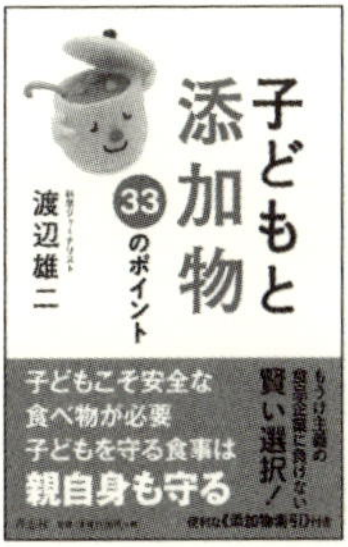

もうけ主義の食品企業に負けない賢い選択!!

子どもと添加物 33のポイント

本体価格 1,100 円＋税

日本では、いま 814 品目の添加物が許可され使われているが、その安全性は人間では確認されていません。子どもこそ安全な食べ物が必要。子どもを守る食事は親自身も守る。便利な《添加物索引》付き。